Particularités épidémiologiques et thérapeutiques des cancers gynécologiques et urologiques au Cameroun

Sous la direction du Pr Jean YOMI

Particularités épidémiologiques et thérapeutiques des cancers gynécologiques et urologiques au Cameroun

Préface d'André Mama Fouda

L'Harmattan

5-7, rue de l'École-Polytechnique, 75005 Paris
http://www.editions-harmattan.fr
ISBN : 978-2-343-13816-9
EAN : 9782343138169

CONTRIBUTIONS

Blaise NKEGOUM

Professeur d'Université et Praticien Hospitalier
Agrégé en Anatomopathologie
Service d'Anatomopathologie
Centre Hospitalo-universitaire,Yaoundé

Etienne ATENGUENA

M.D. Spécialiste en Oncologie médicale
Service d'Oncologie Médicale
Hôpital Général de Yaoundé

Roméo TALLA FOGANG

Master en Radiologie et Imagerie Médicale
Doctorant en Radiophysique Médicale
Centre de Physique Atomique,
Moléculaire et Optique Quantique(CEPAMOQ).UD

Armel DOUANLA BOGNING

Master en Radiologie et Imagerie Médicale
Institut Supérieur des Sciences et Technologie
Appliquées (ISTAG).Yaoundé

Aristide Donald NGUENDJIO YOMI

Ingénieur Statisticien Economiste
Institut National de la Statistique. Yaoundé

PRÉFACE

Selon les statistiques très interpellatrices de l'OMS, près de 8,5 millions de nouveaux cas de cancers apparaissent chaque année dans le monde ; parmi lesquels les 2/3 vont intéresser les pays en développement comme le nôtre, si rien n'est fait pour inverser cette tendance !

En effet, au Cameroun, les données épidémiologiques sont bien inquiétantes avec un taux d'incidence de 14000 nouveaux cas de cancers par an et une prévalence d'au moins 25 000 cas par an. Sur la base de ces données, le cancer constituerait la 2ème cause de mortalité, de morbidité et donc de destruction du tissu économique dans notre pays.

Dans un contexte aussi particulièrement préoccupant, sur haute instruction de Son Excellence Monsieur le Président de la République, un document stratégique du secteur santé fut produit en 2001, comportant un Programme National de Lutte contre le Cancer validé et mis en œuvre en 2003.

En plus des aspects préventifs, le volet curatif de ce Programme prévoit l'amélioration des soins cancérologiques offerts, la formation des ressources humaines nécessaires et le renforcement en cours des infrastructures notamment des deux services de Radiothérapie créés en 1987 dans les deux hôpitaux généraux de Yaoundé et de Douala.

Nous tenons à remercier vivement les auteurs de ce tout premier manuel de cancérologie dont les deux versions française et anglaise vont certainement et aisément passer par le tremplin du bilinguisme et du multiculturalisme prôné par le Chef de l'État pour apporter à chaque Camerounais ou malade, médecins généralistes et spécialistes , personnels paramédicaux et ONG , les informations oncologiques spécifiques d'ordre épidémiologique , préventif, diagnostique et thérapeutique indispensables pour une lutte holistique victorieuse contre le cancer au Cameroun.

Le Ministre de la Santé Publique du Cameroun

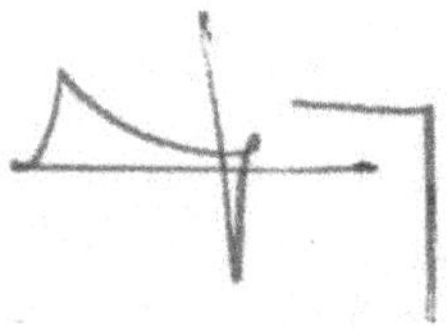

MAMA FOUDA André

AVANT-PROPOS

Contrairement à la conception absolument casuistique de départ, le cancer n'est pas du tout connu aujourd'hui comme une maladie exclusive de l'homme « blanc » ; il est aussi et surtout celle de l'homme « noir » notamment des pays dits en voie de développement.

De même, selon les statistiques de l'OMS, 8,5 millions de nouveaux cas de cancers apparaissent chaque année dans le monde ; parmi lesquels les 2/3 vont probablement intéresser les pays en développement comme le Cameroun si les mesures de lutte prises ne sont pas suffisamment efficaces pour inverser cette tendance.

En effet les experts sont aujourd'hui unanimes pour reconnaître que l'inexistence des ressources humaines qualifiées, l'ignorance des populations et surtout l'extrême gravité des pandémies nutritionnelles, parasitaires et infectieuses des années d'indépendance ont constitué les principales causes qui ont longtemps fait diversion et contraint de limiter l'objectif général de la pseudo première phase de lutte contre les cancers dans les pays à faible revenu, à la négation incontestablement empirique de son existence.

La deuxième phase de lutte alors bien justifiée par la démonstration de l'existence de la pathologie cancéreuse chez l'Africain ne débutera qu'après les journées scientifiques de Dakar de 1963 avec les communications de Sankalé et les publications de R. Essomba, Anomah Ngu et de Zoung Kanyi dans les années 1970.

Malheureusement, cette deuxième phase si bien initiée et engagée, va rapidement se cristalliser autour des entraves de nature socio-économiques, technologiques, éducationnelles et même organisationnelles, dont la conséquence majeure est l'inégalité d'accès aux soins avec pour corollaire la multiplication de nombreuses aires de soins cancérologiques administrativement et scientifiquement non agrées. Une telle organisation ne pouvait conduire qu'à un foisonnement hétéroclites, inefficaces et dangereux de multiples protocoles de traitement dont les stratégies d'application plutôt individuelles et concurrentes, que multidisciplinaires et concertées, sont à l'origine de nombreuses omissions, d'errements et retards diagnostiques et surtout de fautes dans la thérapeutique.

Ce tout premier manuel de cancérologie clinique au Cameroun en version française et anglaise, voudrait s'inscrire dans l'option du bilinguisme et du multiculturalisme en vigueur dans notre pays. Il s'agit d'un outil de formation qui ne saurait jouer le rôle d'un abrégé eut égard à l'extrême complexité et étendue du sujet. Il ne faudrait non plus lui attribuer le statut d'un traité exhaustif par ailleurs déjà disponible dans nos bibliothèques universitaires. Il s'agit tout simplement d'un ouvrage de format intermédiaire particulièrement didactique dont le contenu inspiré par notre expérience de plus de 30 années de pratique oncologique a pour but essentiel de mettre à la disposition de chaque camerounais sans exception les particularités épidémiologiques, diagnostiques, thérapeutiques et préventives spécifiques des cancers du Camerounais, qui lui permettent de comprendre et d'apporter sa contribution à la mise en œuvre efficace de la politique globale de lutte contre les cancers dans notre pays.

Concrètement, il s'agit in fine d'amener toute la population en général, les malades en particulier, les étudiants en médecine, les médecins généralistes et spécialistes, puis enfin les personnels paramédicaux sans oublier les ONGs, à contribuer à la mise en place des conditions optimales d'une prise en charge précoce aussi bien curative que préventive par le biais d'une standardisation des protocoles et d'une organisation qui permette une amélioration significative de la qualité des soins et une réduction visible de la mortalité et morbidité dues au cancer dans notre pays.

Après ce premier volume sur les cancers gynécologiques et urologiques, notre volonté de rédiger progressivement les volumes relatifs à d'autres systèmes s'inscrit dans cette optique.

L'auteur,

Pr Jean YOMI

Cancers du sein

I. Particularités épidémiologiques

C'est le premier cancer de la femme au Cameroun et en Occident. Il est démontré que pratiquement une femme sur 10 sera victime de ce cancer pendant sa vie.

Son incidence est d'un million au moins de nouveaux cas par an dans le monde. Elle est de 21,5% de l'ensemble des cancers et 4 à 6% surviennent chez l'homme selon les statistiques du Comité National de Lutte contre les Cancers au Cameroun (CNLC).

L'âge de survenue en Occident se situe autour de 50-54 ans, il est encore plus bas au Cameroun avec un âge moyen de 40 ans.

Les facteurs de risque sont représentés par :

- **L'âge** : augmentation de la fréquence avec l'âge
- **Le Sexe** : plus fréquent chez la femme que chez l'homme (4 à 6%).
- Les Facteurs hormonaux essentiellement en rapport avec une longue période d'imprégnation oestrogénique :
    - Âge supérieur à 30 ans à la 1ere grossesse
    - Âge à la puberté précoce inférieur à 13 ans et âge à la ménopause tardive supérieur à 55ans.
- **Les pathologies bénignes du sein**
    - Maladie fibrokystique associée à une hyperplasie proliférante

- **Les Facteurs familiaux et génétiques**
    - Antécédents familiaux de cancer du sein
    - Formes altérées des gènes suppresseurs : P53, BRCA1, BRCA2
- **Les Rayonnements ionisants**
- **Les Virus**

II. Démarche diagnostique

Le cancer mammaire est souvent soupçonné sur la base de plusieurs symptômes, notamment :

- ✓ Douleur mammaire ou Mastodynie
- ✓ Écoulement mammelonaire d'aspect clair, lactescent ou sanguinolent ; unilatéral et uni port
- ✓ Déformation mammaire sous la forme d'une rétraction du mamelon, de peau d'orange ou cartonnée
- ✓ Palpation fortuite par le malade dans le sein ou le creux axillaire de boule(s) ou nodule(s) non douloureux

Le diagnostic est orienté par les signes cliniques suivants :

- ✓ Déformation mammaire sous la forme d'une rétraction du mamelon, de peau d'orange ou cartonnée
- ✓ Nodule mammaire

- ✓ Adénopathie(s) axillaire(s), cervico-sus claviculaire(s)

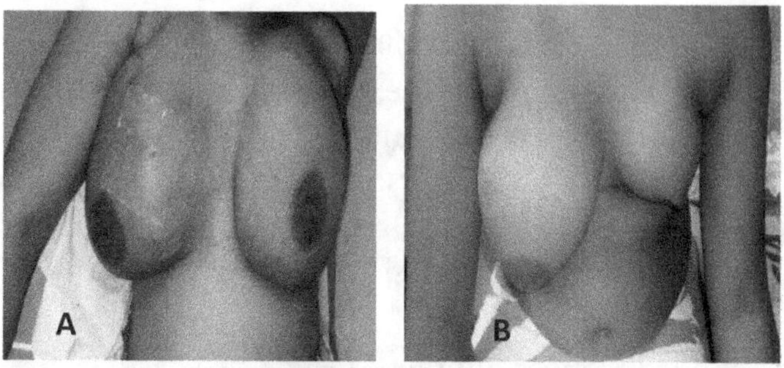

Lymphome de Burkitt du sein
A : Bilatéral chez une femme enceinte 20 ans
B : Unilatéral droit chez une adolescente 16 ans

Ce diagnostic est conforté par les données radiologiques du Couple échographie/mammographie:

- ✓ Nodules mammaires,
- ✓ Adénopathies axillaires et cervico-sus claviculaires,
- ✓ Micro calcifications
- ✓ Le diagnostic de certitude est basé sur la preuve histologique après étude anatomopathologique de la pièce biopsique ou du produit de micro-biopsie par drill ou trut cut. Cependant, nous nous sommes souvent résolus dans nos milieux hospitaliers et ce pour les raisons économiques à valider les résultats de la cytologie après cytoponction tumorale en dépit de leurs valeurs relatives particulièrement opérateur dépendantes.

Résultats anatomopathologiques.

Ils devront être donnés sous la forme de compte rendu standardisé selon le modèle ci-après présenté.

MODÈLE TYPE DE COMPTE-RENDU D'EXAMEN ANATOMOPATHOLOGIQUE

1- Identification du malade :
   - Nom, prénom, sexe, âge,
   - Région d'habitation,
   - Antécédents personnels et familiaux de tumeur.

2- Données anatomo-cliniques accessibles au Cameroun

   - Données cliniques : stades TNM
   - Données histologiques
     - Types histologiques
     - Contingent in situ
     - Grade histopronostique
     - État des berges après chirurgie conservatrice
     - Présence d'emboles vasculaires péri tumoraux
     - Engainements péri nerveux
     - Caractère uni ou multifocal
     - Nombre de ganglions envahis sur nombre de ganglions prélevés
     - Stade PTNM

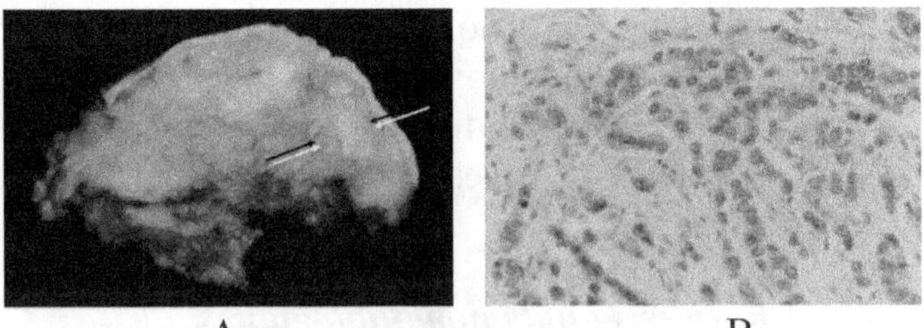

A B

Carcinome mammaire

A : Pièce Macroscopique

B : Histologie (Hématéine-éosine)

3. Données anatomo-cliniques non encore spontanément accessibles au Cameroun

- Niveau d'expression des récepteurs hormonaux (RE et RP), Ki67
- Niveau d'expression des récepteurs HER2
- Génétique moléculaire (FISH, Oncotype DX® et autres)
- Sous-types moléculaires : luminal A luminal B HER 2 Statut Triple négatif

En dehors des deux principaux types histologiques souvent rencontrés dans la littérature que sont les adénocarcinomes et les sarcomes dans 98% et 2% des cas respectivement, les lymphomes notamment de Burkitt ne sont pas aussi rares dans la tranche des patientes relativement jeunes de nos séries.

III. Bilan d'extension tumorale et du patient

- ***Bilan d'extension tumorale***

- Localement, il s'agira de préciser le siège primitif de la tumeur et d'évaluer sa taille ou son volume grâce à la palpation clinique du sein et l'imagerie médicale à l'aide du couple écho-mammographie.
- L'évaluation de l'extension régionale au niveau des réseaux ganglionnaires, des chaînes mammaires interne, axillaire et cervico-sus-claviculaire se fera par la palpation des réseaux cliniquement accessibles et l'imagerie médicale par échographie, tomodensitométrie ou encore par lymphoscintigraphie quoique indisponible dans nos milieux hospitaliers, pour les réseaux profonds et la recherche du ganglion sentinelle.
- L'évaluation de l'extension à distance se fera par la recherche des métastases surtout aux niveaux pleuropulmonaire, hépatique, osseux et du système

nerveux central grâce à l'imagerie médicale si possible pour les raisons économiques et d'efficacité, guidée par la symptomatologie douloureuse. La radiographie standard et l'échographie ont donc été très souvent utilisées; la tomodensitométrie, la scintigraphie osseuse et surtout l'imagerie par résonance magnétique n'ont été que quelques fois prescrites, mais rarement systématiquement réalisées à cause des pannes prolongées des machines ou des coûts élevés de ces examens. Il convient de relever malgré son inexistence dans nos milieux hospitaliers, l'intérêt des techniques de fusion d'images PET/SCAN et du dosage des marqueurs tumoraux dont le plus spécifique, le Ca 15-3 n'est pas spontanément accessible.

- ***Bilan pré thérapeutique du patient***

Il s'agit d'évaluer l'état général du malade et de rechercher les tares telles que insuffisance cardio-respiratoire, rénale, et hépatique, les anomalies biologiques et immunologiques. Pour se faire, les moyens que nous avons très souvent utilisés ont été essentiellement cliniques, radiologiques et biologiques.

IV. Classification et Facteurs pronostiques

- ***Classification: TNM***

Tis : Carcinome in situ :
T1 : ≤ 2 cm
T2 : > 2 cm et ≤ 5 cm dans sa plus grande dimension
T3 : > 5 cm dans sa plus grande dimension
T4 : tumeur de n'importe quelle taille avec extension directe à la paroi thoracique ou à la peau.

- T4a : Extension à la paroi thoracique

- T4b : œdème ou ulcération à la peau ou nodules cutanés confinés au même sein ;
- T4c : T4a + b
- T4d : sein inflammatoire (PEV 2 et 3) ;

N1 : adénopathies axillaires homolatérales mobiles ;
N2 : adénopathies axillaires homolatérales fixées ;
N3 : adénopathies de la chaîne mammaire interne homolatérale
M1 : métastases à distance, y compris adénopathies sus-claviculaires

- ***Facteurs pronostiques et Degrés de Gravité :***

Degrés de gravité / **Facteurs Pronostiques**	*Bon pronostique*	*Mauvais pronostique*
Stade TNM	T_0, T_1, T_2< 3cm N_0 et N ≤ 3cm M_0	T2, T3 > 3cm ; T4 N > 3cm M_1
Grade SBR	SBR I et SBR II	SBR III
Rh: Œstrogène, Progestérone	Rh^+ POSITIF	Rh^- NÉGATIF
HER 2	HER 2^+ POSITIF	HER 2^- NÉGATIF
Statut triple négatif	Absent	Présent
État clinique du malade	Bon état général	Mauvais état général

V. Moyens et méthodes thérapeutiques

Trois moyens et méthodes thérapeutiques sont fréquemment utilisés, rarement d'une manière isolée mais le plus souvent en association :

1. La chirurgie

Il s'agit d'un moyen locorégional de traitement qui peut s'appliquer selon deux modalités, radicale et conservatrice. Les techniques sont pour l'une, la mastectomie totale associée à un curage axillaire homolatéral d'après PATEY et pour l'autre, la tumorectomie ou quadrantectomie.

Les indications de la chirurgie conservatrice sont essentiellement la tumeur primitive de siège unique, de taille $\leq$ 3 cm avec un volume mammaire convenable pour la technique conservatrice ; puis des tumeurs de taille plus grande T_2, T_3 ou de sièges multiples pour la technique radicale.

L'histologie de type carcinome lobulaire ou intra-canalaire et les tumeurs phyllodes sans oublier l'inaccessibilité d'un service de radiothérapie constituent les principales contre-indications de la chirurgie conservatrice.

2. La radiothérapie

Comme la chirurgie, il s'agit d'un moyen locorégional de traitement des cancers du sein basé sur l'utilisation des rayonnements ionisants (Rayon X, Rayon γ).

La planification de la radiothérapie comporte une phase primordiale axée sur la détermination des principaux paramètres de l'irradiation :

✓ **La position du malade sur la table de traitement**

Le décubitus dorsal sur plan incliné particulièrement confortable, facile à obtenir, à maintenir et surtout à reproduire a toujours été adopté.

✓ **Les Volumes cibles**

Trois principaux volumes cibles qui seront effectivement irradiés doivent être délimités et simulés avec précision

- V1= Sein + paroi thoracique en cas de traitement conservateur
- V2= paroi thoracique + cicatrice de mastectomie en cas de traitement radical
- V3= aires ganglionnaires axillo-sus-claviculaire et CMI

✓ **La Dose totale de traitement**

Elle varie entre 45-50 Gy avec une surimpression possible du lit tumoral de 10-15 Gy

✓ **La Nature du rayonnement utilisé**

Le rayon Gamma de 1,25 MeV du Co60 ou le rayon X de 10-15MeV de l'Accélérateur linéaire peuvent être utilisés selon le plateau technique.

✓ **Le Fractionnement**

Classiquement, 05 fractions de 2 Gy chacune sont délivrées par semaine à raison d'une fraction par jour.

✓ **L'Étalement**

Ce paramètre traduit la durée totale de traitement qui varie entre 4 et 5 semaines pour une dose totale de 45-50 Gy.

- ✓ **Les Organes critiques à protéger**

Grâce à des caches personnalisés bien disposés, on évitera d'irradier selon les cas ; les organes critiques ou nobles que sont : le larynx, le muscle deltoïde, les poumons, la clavicule, le cœur, la moelle épinière cervico-thoracique.

- ✓ **La Préparation technique de l'irradiation proprement dite**

Elle comporte essentiellement trois phases d'égale importance:

- La Simulation ou centrage : il s'agit de déterminer à l'aide d'un simulateur les paramètres géométriques et mécaniques de l'irradiation des volumes cibles
- La Dosimétrie assistée par ordinateur permet d'évaluer d'une manière prévisionnelle la distribution de la dose dans les volumes cibles et les organes critiques. Celle-ci permet des modifications nécessaires et autorise la validation par le médecin spécialiste du plan de dosimétrie finalement obtenu.
- La Mise en place du malade sur l'appareil de traitement et le début effectif des séances de radiothérapie peuvent alors se faire.

3. La chimiothérapie

Elle est le principal moyen locorégional et systémique de traitement. Elle se fait aujourd'hui selon un protocole de poly chimiothérapie. La thérapie ciblée quoi que très peu utilisée chez nous pour son coût élevé est cependant recommandée pour les tumeurs HER2 positives.

4. L'hormonothérapie

Son action qui est aussi à la fois locale, régionale et systémique n'est contributive qu'en cas de positivité des récepteurs hormonaux à l'œstrogène et à la progestérone.

Son administration se fait en général selon deux modalités :

- ✓ Soustractive par le moyen d'une castration chirurgicale comportant une ovariectomie bilatérale ou d'une castration radiothérapique en délivrant une dose totale de 12Gy en 3 fractions et 3 jours dans le plan frontal moyen du pelvis.
- ✓ Additive par une administration parentérale des agonistes de la LH-RH ou orale du Tamoxifène à la dose de 20mg par jour et pendant 5 années. Cette dernière méthode dite de castration chimique a aujourd'hui pris le relais de la méthode soustractive qui n'est plus pratiquement utilisée.

VI. Indications et protocoles thérapeutiques

Indications	Protocoles thérapeutiques
$T_1T_2 \leq$ **3cm** (unique, siège normal, volume sein normal)	Traitement conservateur : ➢ Chirurgie: tumorectomie + curage axillaire ➢ Radiothérapie: 45Gy-50Gy (10-15Gy)
GROS T_2, T_3, T_{4a}	Traitement radical ➢ Chirurgie: mastectomie + curage axillaire ➢ Radiothérapie: 45Gy /22f / 4-5 semaines.
T_1 T_2, T_3, T_{4a} N^+ RH^+ SBRII + III **Pré ménopause**	➢ Polychimio + hormonothérapie soustractive+chirurgie + radiothérapie.
T_1 T_2, T_3, T_{4a} N^+ RH^+ SBRII + III **Ménopause**	Âge>70 ans : ➢ RH^+ hormonothérapie additive Âge<70 ans (mauvais facteurs pronostiques RH^- SBR III) : ➢ Hormono + Poly-chimiothérapie + chirurgie + radiothérapie
$T_{4b}T_{4c}$ inflammatoire:	➢ Poly chimiothérapie + chirurgie + radiothérapie + hormonothérapie
T_{4d} métastases:	➢ Poly chimiothérapie ± chirurgie de propreté ± radiothérapie à but palliatif des métastases osseuses/cérébrales (30Gy/10F/12j ou 20Gy/5F/4j)

VII. Résultats thérapeutiques actuels, moyens et méthodes de suivi

- ***Résultats actuels***

Les résultats sont très encourageants pour les stades précoces de bon pronostic, malheureusement très rares dans nos milieux hospitaliers.

- **T_1, T_2:**

✓ Taux de Survie (TS) à 10 ans: 75-80%

✓ Taux de rechute locale : 4-10%

- **T_3, T_4 :**

✓ TS globale: A 5 ans :45-50%

- ***Surveillance***

La surveillance en cours de traitement s'orientera vers la recherche d'une dysphagie ou d'une épithélite au niveau du sein conservé, de la paroi thoracique en cas de mastectomie, du creux axillaire et cervico-sus claviculaire. Ces lésions sont en général efficacement traitées par de simples soins médicaux.

À long terme, l'œdème du sein, la fibrose du sommet pulmonaire, le gros bras et l'ankylose de l'articulation de l'épaule constituent les principaux handicaps redoutés et difficiles à traiter couramment par kinésithérapie et drainage lymphatique.

La planification dans le temps d'une telle surveillance devra tenir compte de l'état clinique du malade. En général, elle sera trimestrielle la première année, semestrielle la deuxième année, puis annuelle à partir de la 3ième année jusqu'à 5 ans.

L'examen clinique, la radiographie du thorax et la mammographie annuelle en réduisant le nombre d'incidences et l'échographie mammaire seront les principaux moyens de surveillance. La prescription des autres méthodes d'examens telles que la scintigraphie osseuse et le scanner sera le plus souvent orientée et motivée par la symptomatologie.

VIII. Mesures succinctes de prévention et perspectives

- L'Alimentation saine et équilibrée et l'exercice physique sont les principales mesures de prévention primaire recommandées
- Le dépistage mammographique et la recherche des conseils génétiques pour les patients à haut risque familial correspondent aux principales mesures de prévention secondaire qu'il faut initier et développer dans des centres spécialisés.
- L'amélioration des résultats actuels devra nécessairement passer par la prise des mesures socio-économiques qui rendent accessibles les nouvelles thérapies notamment ciblées et la prise en compte des données de la génomique tumorale pour les statuts triples négatifs.

Cancers du col utérin

I. Particularités épidémiologiques

Le cancer du col utérin s'individualise dans les pays en développement comme le nôtre par sa fréquence élevée. Il occupe le deuxième rang après les cancers du sein chez la femme.

Selon les données de Globocan2012, réactualisées et validées par le comité national de lutte contre les cancers au Cameroun, son incidence est estimée à 20/100.000 par an avec un taux de mortalité de 3,1 décès pour 100.000 femmes.

Sur le plan clinique, l'âge moyen au moment du diagnostic varie entre 55 et 60 ans en Occident, il est plus bas et se situe autour de 35 – 40 ans dans nos milieux.

Les facteurs étiologiques pour lesquels la relation cause à effet a été démontrée sont essentiellement représentés par les infections notamment : le HPV (Human Papilloma Virus), le VIH et le tabagisme. La pauvreté, les traumatismes obstétricaux causés par la grande multiparité, les instrumentations obstétricales, les partenaires sexuels multiples ne sont que des facteurs favorisants.

II. Démarche diagnostique

Le diagnostic est essentiellement tardif dans les pays en voie de développement. En effet, au moins 80% des malades sont vus à des stades tardifs le plus souvent pour des raisons économiques et de l'éloignement des hôpitaux spécialisés, certes, mais aussi et surtout malheureusement à cause de l'ignorance, du rôle négatif des tradi-praticiens , des maisons de prière « thérapeutiques » et autres tabous.

Et pourtant, il s'agit d'une pathologie dont la symptomatologie est très riche et précoce. Les saignements vaginaux sont très fréquents. Ils peuvent être pré ou post ménopausiques, spontanés ou provoqués en particulier après les rapports sexuels ou les toilettes intimes intempestives. Ces saignements peuvent être abondants nécessitant l'utilisation d'une grande quantité de serviettes de protection ; tout comme ils peuvent être de quantité très limitée sous la forme d'une très petite tâche sur le sous-vêtement que seule l'attention de la patiente peut permettre de découvrir.

Les leucorrhées purulentes, fétides et l'hydrorrhée peuvent coexister avec les saignements, les précéder ou les succéder.

Les symptômes tardifs qui traduisent une évolution bien avancée de la maladie sont essentiellement constitués par les douleurs lombo-pelviennes, les signes d'atteinte urinaire tels que pollakiurie et dysurie puis d'atteinte rectale sous forme d'épreintes, faux besoins et même la constipation.

Pour les formes asymptomatiques dont la fréquence forcément entretenue par la négligence ou l'insouciance peut être significative par endroit notamment en milieux socio- éducationnels et économiques défavorisés. Dans ce contexte, le rôle primordial du dépistage grâce au Frottis Cervico-Vaginal (FCV) et des examens gynécologiques systématiques qui peuvent être individuels ou lors des campagnes de prévention de masse n'est plus à démontrer.

Sur le plan clinique, l'examen gynécologique au spéculum peut permettre de noter au niveau du col utérin, une lésion sous la forme d'une simple zone rouge ou d'une ulcération à bords irréguliers et à fond nécrotique ou d'un bourgeon de taille variable, friable et hémorragique. Il faut relever que le col utérin peut présenter un aspect pseudo normal notamment dans les formes infra cliniques pour lesquelles une biopsie dirigée par colposcopie après test de Schiller est indiquée.

En position gynécologique, la vessie et le rectum étant vidés, respectivement par la mise en place d'une sonde vésicale à demeure et le lavement rectal évacuateur, les touchers pelviens per vaginal et rectal ont pour but de préciser le siège, le volume, l'extension aux cloisons vésico-vaginale et recto-vaginale de la tumeur primitive.

L'examen général du malade doit permettre par la simple palpation de rechercher des atteintes ganglionnaires inguino – crurales et cervico – sus – claviculaires et d'apprécier le volume et la consistance du foie.

Après être efficacement orienté par les signes et symptômes ainsi décrits, seule l'étude histologique de la pièce biopsique ou cytologique du FCV peut permettre de poser le diagnostic de certitude. Les carcinomes épidermoïdes d'une part et les adénocarcinomes puis quelques fois, les lymphomes et les sarcomes d'autre part, sont les principaux types histologiques rencontrés dans 90 et 10% des cas respectivement.

III. Bilan d'extension tumorale et de la patiente

- ***Bilan d'extension tumorale***

Au niveau local, il s'agit d'apprécier le siège et le volume de la tumeur primitive grâce à l'examen gynécologique sous anesthésie générale au décours duquel en plus des touchers pelviens ci-dessus évoqués, la recherche d'un envahissement vésical ou rectal devra être menée au moyen de la cystoscopie et rectoscopie.

Au niveau régional, l'envahissement des réseaux ganglionnaires pelviens et des organes de voisinage sera recherché essentiellement malgré leur valeur limite à l'aide des examens morphologiques tels que : Échographie, Urographie Intraveineuse et quelquefois Tomodensitométrie. L'imagerie fonctionnelle par IRM ou encore mieux par fusion d'images PET-SCAN au 18-FDG est optionnelle pour son efficacité, mais malheureusement d'un coût élevé et donc peu accessible dans nos milieux.

L'extension métastatique à distance sera évaluée selon les cas aux moyens de l'Échographie, de la Radiographie Standard du Scanner et/ou IRM et de la Scintigraphie osseuse. Pour des raisons aussi bien économiques que d'efficacité, la prescription de tous ces examens devra être guidée autant que peut se faire par les données symptomatologiques et cliniques.

- ***Bilan de la patiente***

Il s'agit d'évaluer grâce aux examens cliniques, radiologiques et biologiques bien indiqués, l'état général du malade et de rechercher les tares pouvant être d'origine hématologique, cardio-pulmonaire, diabétique, rénale, hépatique ou immunologique en l'occurrence VIH/SIDA.

IV. Classification et Facteurs pronostiques

La classification est celle de la Fédération Internationale des Gynécologues et Obstétriciens (FIGO), basée essentiellement sur les données de l'examen clinique et para clinique.

- **Classification FIGO**

Stade FIGO	Description
I	**Carcinome limité au col utérin**
IA	Carcinome identifiable uniquement à l'examen histologique
IA1	Carcinome micro invasif < 3 mm en profondeur et < 7 mm en étendue
IA2	Carcinome micro invasif > 3mm et < 5 mm en profondeur et < 7mm en étendue
IB	Carcinome invasif limité au col, cliniquement perceptible ou préclinique > à IA2
IB1	Lésion < 4cm
IB2	Lésion > 4cm
II	**Carcinome étendu au-delà du col mais restant à distance de la paroi pelvienne et du tiers inférieur du vagin**
IIA	Pas d'envahissement paramétrial clinique
IIB	Extension clinique aux paramètres
III	**Carcinome étendu à la paroi pelvienne et/ou au tiers inférieur du vagin. La présence d'une hydronéphrose ou d'un rein muet fait classer III toute tumeur quelle que soit sa taille**
IIIA	Extension au tiers inférieur vaginal
IIIB	Extension aux paramètres jusqu'à la paroi pelvienne
IV	**Carcinome étendu à la vessie ou au rectum ou sorti des limites du pelvis**
IVA	Extension clinique à la muqueuse de la vessie ou du rectum
IVB	Extension métastatique au-delà du pelvis

Les principaux facteurs de mauvais pronostic sont constitués par :

- Stades FIGO avancés : III et IV
- Taux d'hémoglobine ≤ 12g/100ml
- Jeune âge ≤ 35 ans
- Mauvais état clinique du malade :
  - ✓ Performance Status (PS) supérieur à 2
  - ✓ Karnofsky inférieur à 60%

V. Moyens et méthodes thérapeutiques

1. La Radiothérapie

Dans un but curatif, elle permet d'assurer la guérison en contrôlant la maladie dans sa phase de développement locorégional. Cette option n'est malheureusement possible que pour moins de 20% de nos malades reçus aux stades précoces FIGO I et IIA.

Dans un but palliatif, elle ne permet qu'une amélioration assez satisfaisante du confort général du malade grâce à son efficacité antalgique, hémostatique, de décompression pelvienne, osseuse et cérébrale, dans plus de 80% des cas diagnostiqués dans nos milieux hospitaliers aux stades tardifs FIGO III et IV exceptionnellement curables.

- ***Techniques de radiothérapie***

✓ La Radiothérapie externe : ainsi définie, parce que la source radioactive qui produit le rayonnement est placée à l'extérieur et à une certaine distance du malade.

Les paramètres de l'irradiation à déterminer au simulateur par le spécialiste sont essentiellement :

i- la position du malade pendant le traitement : le décubitus dorsal est très souvent choisi pour la facilité de sa réalisation et surtout de sa reproductibilité

ii- le volume cible à irradier, généralement le pelvis en totalité comportant la tumeur primitive et les ganglions pelviens ;

iii-la dose totale nécessaire qui varie de 45-50Gy à 20-30Gy selon le but curatif ou palliatif du traitement.

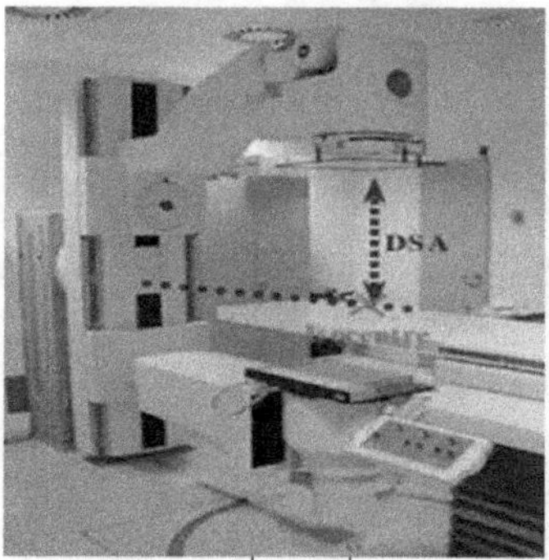

A

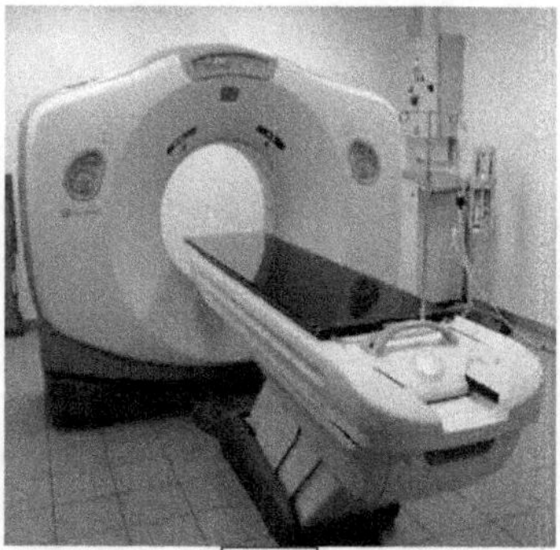

B

Appareils de simulation
A : Simulateur 2D
B : Simulateur-Scanner 3D

iv-la dosimétrie prévisionnelle assistée par ordinateur dont le rôle dans l'amélioration de la qualité et de la tolérance de l'irradiation n'est plus à démontrer.

✓ La Radiothérapie interne ou Curiethérapie ainsi définie car la source radioactive qui produit le rayonnement est plutôt placée à l'intérieur du malade :

- Si en plus, celle-ci se situe comme dans le cas d'espèce à proximité de la tumeur dans une cavité en l'occurrence le vagin, on parlera de la Plésio-Curiethérapie ou Curiethérapie Endo-Cavitaire ;

- Ou alors de la curiethérapie interstitielle ou endocuriethérapie si cette source est directement insérée dans la tumeur.

Par l'une et/ou l'autre technique de curiethérapie, une dose totale exclusive de 60-65Gy ou un complément de 20-30Gy après radiothérapie externe de 45Gy peut être délivrée dans un volume cervico-vaginal ou vaginal réduit.

2. La Chirurgie

À but curatif, elle est nécessairement radicale, comportant une colpohystérectomie totale emportant le ¼ ou le 1/3 supérieur du vagin et une annexectomie bilatérale associée à une lymphadénectomie pelvienne totale selon la technique de « Wertheim » ou « CHL ».

Dans des cas précis, elle peut être partielle, conservatrice, sous la forme de cônisation ou d'amputation supra vaginale du col utérin avec transposition extra pelvienne des ovaires

3. L'Association concomitante de la chimiothérapie et radiothérapie.

Elle est souvent réalisée pour vaincre la radiorésistance et surtout la chimiorésistance de certaines tumeurs malignes notamment celles du col utérin. Dans ce contexte, le Cisplatine et le 5Fluorouracile sont les molécules les plus utilisées pour leur prix abordable certes, mais surtout pour leur action radio sensibilisatrice à faible dose.

Le traitement à but curatif des malades relativement jeunes avec un état général susceptible de supporter la toxicité cumulée de la chimiothérapie et radiothérapie constitue la principale indication de ce protocole.

VI. Indications et protocoles thérapeutiques

Indications	**Protocoles**
Stade 0 – stade IA Jeune âge Désir grossesse	✓ CHIRURGIE CONSERVATIVE ✓ Conisation SURVEILLANCE : FROTTIS CERVICO-VAGINAL(FCV)
Stade 0 – stade IA Âge avancé et/ou pathologie annexielle	✓ CHIRURGIE RADICALE ✓ Hystérectomie simple avec conservation ovaire(s)
Stade IB Jeune âge T<2 cm	✓ CHL AVEC TRANSPOSITION DES OVAIRES
Stade IB Âge avancé T<2cm	✓ RADIOTHÉRAPIE EXTERNE+CURIETHÉRAPIE
Stade IB – stade II T <2 cm	✓ CHL 1ère + transposition ovarienne ✓ Curiethérapie voute vaginale ✓ Si N+ : Radiothérapie Externe(RTE)
Stade IB – IIA proximaux T $\leq$4 cm	✓ Curiethérapie utéro-vaginale 1ère (60Gy) ✓ Chirurgie radicale: WERTHEIM : ✓ N+: RTE (45Gy) ✓ N-: SURVEILLANCE
Stade IB – IIA proximaux T >4cm	✓ Radiothérapie externe (45Gy) ✓ Curiethérapie utéro-vaginale (20Gy) ✓ Chirurgie radicale: WERTHEIM

Stade IB – IIA proximaux Jeune âge Atteinte g.g pelvienne minime Atteinte paramètre minime Atteinte g.g. L.A nulle	✓ Association concomitante RTE + chimiothérapie
Stade II – III distaux	✓ RTE (45Gy) + complément de 10Gy dans les paramètres ✓ curiethérapie utéro-vaginale (20Gy)
Stade IV	✓ RTE (45Gy) + curiethérapie utéro-vaginale (20Gy) ou RTE (30Gy) suivie de PELVECTOMIE antérieure ou postérieure

VII. Résultats thérapeutiques actuels

- ***Résultats actuels : taux de survie à 5 ans***

  - FIGO I&II proximaux :

    - ✓ 80 – 90% si N-
    - ✓ 50% si N+

  - FIGO I &II distaux :
    - ✓ 30 – 40%

  - FIGO III IV:
    - ✓ Inférieur 10%

- ***Surveillance : Buts, Moyens et Méthodes.***

  ✓ En cours de traitement, des consultations médicales doivent être quotidiennement organisées dans le but d'évaluer à la demande et d'améliorer par des conseils et soins médicaux appropriés, la tolérance digestive, urinaire, cutanée et vaginale qui détermine la compliance du malade au traitement et son efficacité.

  ✓ Après le traitement, il s'agit à court et long terme d'évaluer par les moyens cliniques, radiologiques et biologiques les résultats en termes de rémission complète, partielle, d'échec thérapeutique ou de récidive locorégionale pouvant être Centro-pelvienne et/ou latéro-pelvienne. Enfin, il faudra rechercher les séquelles thérapeutiques et faciliter la réinsertion socio-familiale et professionnelle des malades.

VIII. Mesures succinctes de prévention et perspectives.

Elles devront être institutionnalisées, organisées et mises en œuvre lors des consultations individuelles et surtout des campagnes de masse.

- ***Mesures de Prévention primaire :***

  ✓ Information pour le changement de comportements
  ✓ Vaccination anti – HPV des jeunes filles (9 – 13 ans) avant le premier rapport sexuel ou dans l'année du premier rapport sexuel
  ✓ Traitement systématique des infections génitales
  ✓ Éviction du tabagisme actif /passif

- ***Mesures de Prévention secondaire par***
  - ✓ Dépistage par l'une des méthodes usuelles (FCV, VIA / VILI, colposcopie)
- ***Perspectives :***
  - ✓ Généraliser la vaccination de la population cible
  - ✓ Institutionnaliser le dépistage de masse
  - ✓ Améliorer l'accès aux meilleures méthodes et techniques de bilan d'extension et de traitement.

Cancers de l'endomètre

I. Particularités épidémiologiques

En occident, tout comme dans les pays en développement, la fréquence des cancers de l'endomètre ou du corps utérin ne cesse de s'accroître avec l'élévation du niveau économique, l'amélioration de l'espérance de vie et l'inefficacité des mesures de prévention primaire vis-à-vis des facteurs étiologiques encore très mal définis.

Le cancer de l'endomètre survient très souvent autour de l'âge de 60 ans. Il s'observe après 50 ans dans 75 pour cent des cas et uniquement 4 pour cent avant 40 ans. Quelques fois, il s'agira d'une femme ménopausée, obèse, diabétique et hypertendue avec des risques de déséquilibre oestroprogestatif endogène ou exogène en faveur des œstrogènes.

Cependant, et notamment dans nos milieux hospitaliers, plus de 40 pour cent des cancers de l'endomètre surviennent sans qu'il ne soit possible d'établir une relation de type déterministe avec la situation hormonale.

II. Démarche diagnostique

La symptomatologie est habituellement dominée par la survenue de métrorragies spontanées, post-ménopausiques. Sur une catégorie d'âge, la survenue d'une métrorragie est en relation avec une tumeur maligne dans un tiers des cas. Le diagnostic est plus difficile à évoquer en période pré et post-ménopausique.

L'examen clinique notamment gynécologique est très peu contributif ; le col et la taille de l'utérus étant le plus souvent dans les limites du normal. Une telle pauvreté des signes et symptômes peu évocateurs est à la base du diagnostic très souvent tardif. Les groupes de patientes à risque d'âge péri et post ménopausique devraient bénéficier des techniques de curetage aspiration étagée de l'endomètre sous anesthésie dans un but de dépistage de lésions précancéreuses et de diagnostic de certitude histologique. Dans ce but, le rôle de l'hystéroscopie suivie d'une biopsie tumorale est essentiel.

Dans plus de 95 pour cent des cas, l'histologie est de type adénocarcinome bien, moyennement et indifférencié. Le sarcome du myomètre ou de l'endomètre est rencontré dans moins de 5% des cas. Sa démarche diagnostique et ses modalités de prise en charge thérapeutique sont comparables à celles des adénocarcinomes. Mais il s'individualise particulièrement par le pronostic plus favorable des formes différenciées.

III. Bilan d'extension tumorale

L'extension tumorale au niveau du col utérin et des paramètres proximaux sera localement évaluée au décours de l'examen gynécologique qui va permettre de préciser le siège et d'estimer la taille ou le volume de la tumeur primitive.

On s'aidera de l'hystéroscopie pour déterminer le niveau de l'extension de la tumeur dans la cavité utérine et guider sa biopsie.

Le bilan d'extension régionale et à distance se fera essentiellement par l'imagerie orientée si possible par la symptomatologie. La Tomodensitométrie et/ou l'Imagerie par Résonance Magnétique abdomino-pelviennes mettront en évidence les anomalies ganglionnaires pelviennes, lombo-aortiques ainsi que les tumeurs ovariennes, une ascite, les atteintes hépatiques et pulmonaires.

Bilan du malade

Il s'agit d'un bilan général d'évaluation de l'opérabilité de la patiente par une recherche clinique, para-clinique et biologique des tares telles que : diabète, hypertension artérielle, insuffisance cardio-pulmonaire et rénale.

IV. Classification clinique TNM et anatomopathologique

Elle se fait sur la base des données macroscopiques et microscopiques de l'étude anatomopathologique de la pièce d'hystérectomie dont les principales sont représentées par les aspects anatomo-cliniques et les facteurs pronostiques tels que : le stade de la tumeur, son degré de différenciation et d'infiltration du myomètre.

Classification TNM

Stades	Description
Stade 0	**Carcinome in situ**
Stade I	**Tumeur limitée au col utérin**
IA	Limitée à l'endomètre
IB	Envahissant le myomètre sur la moitié de l'épaisseur au maximum
IC	Envahissant le myomètre sur plus de la moitié de son épaisseur
Stade II	**Tumeur étendue au col utérin sans dépasser l'utérus**
IIA	Envahissement limité aux glandes endocervicales

IIB	Envahissement du stroma cervical
Stade III	**Tumeur étendue hors de l'utérus**
IIIA	Envahissement du péritoine, d'une annexe ou cytologie péritonéale positive
IIIB	Envahissement vaginal continu ou discontinu
IIIC	Métastases ganglionnaires pelviennes et/ou lombo aortiques
Stade IV	**Tumeur étendue aux organes de voisinage**
IVA	Envahissement de la muqueuse vésicale et/ou rectale
IVB	Métastases ganglionnaires ou viscérales à l'exception des sites décrits pour les stades IIIB et IIIC

V. Méthodes et techniques thérapeutiques

1. La Chirurgie

Elle constitue le moyen majeur de traitement radical des cancers du corps utérin dont la technique comporte une hystérectomie totale ,une annexectomie bilatérale et un curage ganglionnaire iliaque et lombo-aortique en passant par une laparotomie médiane large, sus , para et sous-ombilicale.

2-La Radiothérapie externe

Elle peut être exclusive en cas de non opérabilité ou adjuvante et complémentaire après la chirurgie.

Paramètres de l'irradiation :

- Position du malade pendant le traitement : le Décubitus Dorsal est le plus souvent adopté à cause de la facilité de sa mise en place et surtout de sa reproductibilité,
- Volume Cible : il est constitué par la cavité pelvienne et les aires ganglionnaires lombo- Aortiques,
- Dose Totale : elle varie entre 65Gy et 45-50 Gy selon les modalités de traitement par radiothérapie exclusive ou complémentaire.

3. La Curiethérapie

Elle se réalise selon la technique de Plésio-Curiethérapie ou Curiethérapie endo- cavitaire.

Paramètres de l'irradiation :

- Position du malade pendant le traitement : le Décubitus Dorsal
- Volume Cible : Voûte vaginale après hystérectomie totale ou cavité utero- vaginale en cas de curiethérapie exclusive après une contre-indication de la chirurgie
- Dose totale : elle varie entre 60Gy et 20-30 Gy en cas de curiethérapie exclusive ou après la Radiothérapie Externe.
- Objectif : prévenir les rechutes sur le dôme vaginal après hystérectomie qui surviennent dans 20 à 30 % des cas.

A

B

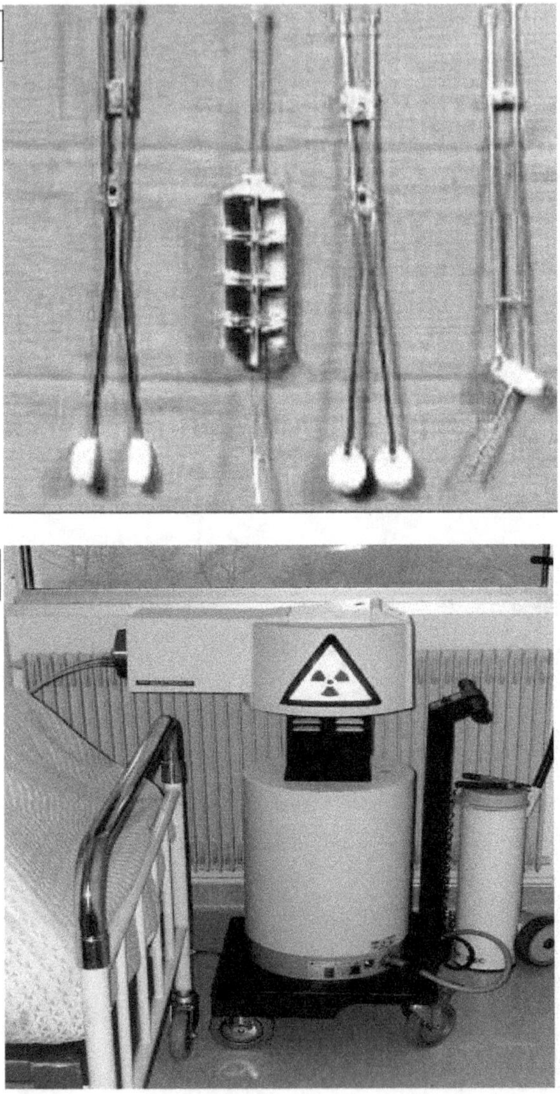

Technique de Curiethérapie endocavitaire ou plésiocuriethérapie
A : Applicateurs supports de sources radioactives
B : Appareil de Curiethérapie ou Curietron

4. L'Hormonothérapie

Il s'agit d'une hormonothérapie additive au Progestatif indiquée pour les stades avancés, les cas de métastases et de récidives avec faible taux de réponse inférieur à 30 %.

5. La Chimiothérapie

Elle est reconnue inefficace pour les adénocarcinomes du corps utérin.

VI. Indications et protocoles thérapeutiques

Indications	Protocoles thérapeutiques
Stades I et II - Malades opérables - Tumeurs extirpables - Pas de tares - Tumeurs bien différenciées - Faible risque de rechute	Chirurgie radicale exclusive + Curiethérapie du dôme vaginal
Stades I et II Malades opérables Pas de tares Risque élevé de récidives : *col utérin ++, *grade III, *myomètre ++, *ganglions +++	chirurgie radicale + radiothérapie externe + curiethérapie du dôme vaginal
Malades avec Contre-indication à la chirurgie	RTE + curie utérovaginale
Patientes M+ Récepteurs hormonaux+	hormonothérapie AMP : 1-3 g/semaine Tamoxifène : 40mg/j Taux Réponse : 30-40%
Patientes M+ Récepteurs hormonaux – Échec Hormonothérapie Tumeur degré III	Chimiothérapie ADM/CDDP/5FU/CPM Taux de Réponse : 25-30 %

VII. Résultats actuels

TS 5 ans   Stade I : 80-85%

Degré III : 60%

VIII. Perspectives

Développer les études épidémiologiques en général et les orienter en particulier vers la recherche sur le rôle des hyperplasies endométriales et des hormones chez les obèses et guider autant que peut se faire l'hormonothérapie par une étude plus systématique des récepteurs hormonaux.

Maladies gestationnelles et trophoblastiques

I. Particularités épidémiologiques

Elles se définissent comme étant un groupe d'affections tumorales dérivant du tissu trophoblastique. On en distingue six entités de degré de malignité et gravité croissant :

- Môle hydatiforme complète,
- Môle hydatiforme partielle,
- Môle invasive,
- Tumeur trophoblastique du site placentaire,
- Tumeur tropoblastique de type épithélioïde
- Choriocarcinome,

Toutes ont en commun la production de l'hormone chorionique gonadotrophique qui est l'hormone de grossesse

Sa fréquence actuelle estimée à moins de 1% de toutes les affections gynécologiques semble sous-estimée dans le contexte de pratique dans nos milieux hospitaliers où l'accès aux examens anatomopathologiques des produits de conception et du matériel de curetage est limité.

Les circonstances de découverte sont toutes liées à la grossesse :

- Incidence pour tout type de grossesse : 1/40.000
- Fréquence après grossesse môlaire : 1/1.000
- Fréquence aussi possible après :

- ✓ Grossesse normale à terme : 1/150.000
- ✓ Grossesse ectopique
- ✓ Avortement spontané ou provoqué

II. Démarche diagnostique

La symptomatologie est dominée par une exagération des signes fonctionnels de la grossesse : nausées, vomissements, tension mammaire essentiellement chez une femme avec antécédents de môle hidatiforme et d'avortement spontané.

Les signes physiques sont dominés par les métrorragies compliquées d'anémie clinique.

Au speculum, on peut découvrir des lésions tumorales secondaires vaginales

Le diagnostic de certitude passe nécessairement en plus de l'étude anatomopathologique du produit de curetage utérin, par la présence de critères FIGO suivants :

- Plateau de βHCG sur 4 valeurs en 4 semaines (J1, J7, J14, J21)
- Taux de βHCG supérieur à 10% en 3 semaines en 3 valeurs ou plus (J1, J7, J14)
- Persistance d'un taux élevé de βHCG, 6 mois après évacuation d'une grossesse môlaire
- Présence de métastases

III. Bilan d'extension

Sur le plan locorégional, il s'agit de déterminer le degré de pénétration du myomètre, de l'envahissement des ovaires, du vagin et autres organes pelviens. Les moyens font appel à l'examen clinique par des touchers pelviens et l'imagerie abdominopelvienne par Échographie,

Tomodensitométrie ou mieux Imagerie par Résonnance Magnétique

Sur le plan général, il s'agira de rechercher les métastases au niveau des sièges les plus fréquents que sont :

- Poumons (80%)
- Vagin (30%)
- Pelvis (20%)
- Cerveau (10%)
- Foie (10%)
- Autres (5%)

Les moyens font appel à :

- L'examen clinique
- L'imagerie orientée par la symptomatologie.
- Cependant, selon les recommandations de la FIGO, la radiographie du thorax est absolument indiquée dans le but de rechercher les lésions secondaires ;
- Il faudra aussi rechercher du sang occulte dans les selles en cas de suspicion d'une localisation digestive et procéder à un dosage de βHCG dans le LCR en cas de symptomatologie neuro-méningée avec imagerie négative du système nerveux central.

Le bilan du malade

Il s'agit d'évaluer l'état général de la patiente et de rechercher les différentes tares (diabète, HTA, Insuffisance rénale, immunodépression)

Classification (OMS 2000)

Stades	**Descriptions**
Stade I:	maladie confinée à l'utérus
Stade II	extension de la maladie en dehors de l'utérus mais limitée aux organes génitaux (annexes, vagin, ligament large)
Stade III	maladie étendue aux poumons avec ou sans envahissement génital
Stade IV	toutes autres atteintes métastatiques

IV. Facteurs et scores pronostiques

Scores / Facteurs Pronostiques	**0**	**1**	**2**	**3**	**4**
Âge	Inf = 39 ans	Sup 39 ans			
Grossesse ATCD	Môle	Avortement	Accouchement		
Intervalle chimio	Inf 4 mois	4 – 6 mois	7 – 12 mois		Sup 12 mois
Taux B HCG	0 – 1.000	1.000 – 10.000	10.000-100.000		Sup 100.000
Nb métastases*		1 à 4	5 à 8		Sup 8
Sites métastatiques		Rate et rein	Tube digestif		Cerveau et foie
Taille tumorale**		3 à 5 cm	Sup = 5 cm		
Échec chimio			Mono-chimiothérapie		Polychimio
Score inf 7 : faible risque d'échec du traitement / sup 7 ou stade IV : haut risque d'échec du traitement					

V. Moyens et Méthodes Thérapeutiques

1. La Chimiothérapie

Elle est effectuée selon les indications en mono ou poly chimiothérapie

a. Protocoles de mono chimiothérapie :

- Métothrexate (MTX)
- Actinomycine D (ACT– D)
- Acide folinique (AF)

b. Protocole de poly chimiothérapie :

- (J1)Protocole EMA – CO : Etoposide (VP16) + ACT-D + MTX
- (J2)Protocole VP16 + ACT- D + AF
- (J8)Protocole Cyclophosphamide (CPM) + Vincristine (VCR)

2. La Chirurgie

- Il s'agit d'une méthode radicale de traitement dont la technique comporte une hystérectomie totale associée à une annexectomie bilatérale.
- En cas d'oligométastase hépatique, une hépatectomie réglée peut être nécessaire.

3. La Radiothérapie externe

Sa mise en œuvre passe nécessairement par la détermination par l'oncologue radiothérapeute de plusieurs paramètres de l'irradiation :

a. la position du malade pendant le traitement ; le décubitus dorsal est très souvent adopté pour les raisons déjà sus évoquées

b. le Volume cible : pelvis en totalité

c. Dose totale : 45 – 50 Gy
d. Fractionnement / étalement : 5 X 2 Gy par semaine
e. Nature du rayonnement : rayon X de l'Accélérateur linéaire d'une énergie moyenne variant entre 15 et 25 Mev ou Rayon gamma du cobalt 60 de 1,25 Mev

VI. Indications et Protocoles Thérapeutiques

a-But curatif : guérir la malade et si possible conserver sa fertilité

Indications	**Protocoles thérapeutiques**
Bas risque	Mono chimiothérapie (métothrexate)
Haut risque	Poly chimiothérapie (EMA – CO, BEP
Résistance	poly chimiothérapie (EP – EMA)
Hémorragie incontrôlable	Hystérectomie totale + radiothérapie (45-50Gy/5x2Gy/semaine)
Métastase hépatique	Hépatectomie réglée

b-But palliatif : Améliorer le confort général de la malade

Indications	**Protocoles thérapeutiques**
Hémorragies utérine massive	Radiothérapie pelvienne (30Gy/10F/12Jours Hystérectomie
Métastases cérébrales avec hypertension intra crânienne	Radiothérapie de l'encéphale in toto (30 Gy/10F / 12 jours)
Oligométastases hépatiques	Hépatectomie réglée+ radiothérapie : 20 – 30 Gy (5x3Gy/semaine)

VII. Résultats Actuels, Moyens et Méthodes de Surveillance et Perspectives

1. Résultats Actuels

Le taux de réponse complète et guérison avoisine 80% en première ligne et 75% en 2ème ligne.

La fertilité est quasiment normale après choriocarcinome

2. Moyens et Méthodes de Surveillance

On procédera lors des consultations bien planifiées dans le temps à un bilan post thérapeutique : clinique, biologique et radiologique dans le but de rechercher les rechutes locorégionales et à distance sans oublier les anomalies des grossesses ultérieures qui ne peuvent être autorisées qu'après un délai optimal de contraception obligatoire.

3. Perspectives

Seul le diagnostic de tous les cas par le développement d'une politique d'analyse anatomopathologique systématique des produits de curetage et d'avortement peut permettre une amélioration de la lutte contre cette pathologie dont l'impact négatif sur la procréation est particulièrement redouté par les patientes en général, et particulièrement celles des pays africains.

Cancers de l'Ovaire

I. Particularités épidémiologiques

Au Cameroun, la pathologie tumorale maligne de l'ovaire représente 3% de l'ensemble de tous les cancers. C'est également le 5eme cancer de la femme camerounaise après celui du sein, du col utérin, de la peau et du foie.

L'âge de survenu se situe autour de 60 ans et plus, tout au moins pour les formes non lymphomateuses.

Le facteur de risque d'origine génétique est retrouvé dans environ 10 % des cas. Il est souvent lié à une mutation des gènes BRCA 1 ou 2 et survient avant 60 ans. Malheureusement, la recherche de tels marqueurs demeure encore techniquement impossible dans nos milieux hospitaliers.

La nulliparité, le couple (règles précoces/ménopause tardive) et l'âge avancé sont également associés à une augmentation du risque.

La contraception orale, la grossesse, l'allaitement et la ligature des trompes sont en revanche reconnus comme facteurs de diminution du risque de cancer de l'ovaire.

Le cancer de l'ovaire est une cause importante de décès par cancer chez la femme en raison de son diagnostic souvent tardif et pronostic sombre dans 45% des cas dans les pays développés et au moins 70% dans les pays de faibles revenus.

II. Démarche diagnostique

Les symptômes et signes sont souvent tardifs non pathognomoniques et représentés par :

- Un simple inconfort abdominal ;
- Des douleurs pelviennes ou abdominales ;
- Une augmentation progressive du volume abdominal due à une masse ou à une ascite ;
- Des saignements et pertes vaginales ;
- Des troubles du transit intestinal et des symptômes d'irritations urinaires ;
- Plus rarement des signes de compression veineuse ou radiculaire sous la forme d'œdème d'un membre inférieur, d'une phlébite ou d'une sciatalgie;
- Une dyspnée qui peut être en rapport avec un épanchement pleural ;
- Une douleur thoracique ;
- Une altération de l'état général.

Un examen clinique complet, notamment gynécologique avec touchers pelviens, palpation de l'abdomen et des aires ganglionnaires mettra en évidence une masse ovarienne ou pelvienne indéterminée. Dans ce contexte, l'IRM, mieux que l'Échographie sus-pubienne ou endo- vaginale et la Tomodensitométrie abdominopelvienne est indiquée pour caractériser tout processus expansif tumoral pelvien ou ganglionnaire lomboaortique.

Le dosage des marqueurs tumoraux tels que le CA-125 le βHCG et l'alphafoetoproteine peut orienter le diagnostic notamment des formes germinales, permettre une évaluation de la qualité du traitement et servir de référence pour le suivi posthérapeutique.

Diagnostic de certitude

Le diagnostic de certitude est anatomopathologique et nécessite un prélèvement biopsique notamment par coeliochirurgie si celle-ci est possible. Sinon, il peut être obtenu comme c'est très souvent le cas dans notre pratique lors de la laparotomie suivie d'une analyse de la totalité de la pièce opératoire.

Cependant, une cytoponction écho guidée peut permettre un examen cytologique qui n'a malheureusement de valeur que positive avec une certitude relative.

Types histologiques

Les différents types histologiques sont représentés par :

- Dans plus de 90% des cas par les cancers épithéliaux dont les principaux sous-types sont constitués par les formes séreuses, mucineuses, endométrioïdes, à cellules claires, à cellules transitionnelles, mixtes, et indifférenciées.
- Les formes mésenchymenteuses à cellules de Leydig, et de Sertoli et lymphomateuses sont rencontrées dans moins de 10% des cas.

III. Le bilan d'extension de la tumeur et du malade

- ***Bilan d'extension de la tumeur***

Sur le plan local, il s'agit à l'issue d'un examen gynécologique avec touchers pelviens suivis d'une échographie abdominopelvienne, de préciser le siège de la tumeur primitive et son volume

Sur le plan régional, on évaluera le niveau d'envahissement des organes de voisinage et des ganglions pelviens à l'aide de l'échographie, de la tomodensitométrie, et mieux de l'imagerie par résonnance magnétique.

À distance, la recherche des métastases viscérales se fera grâce à une imagerie (radiographie standard, échographie, TDM, IRM, fusion d'image PET/SCAN) si possible orientée par la symptomatologie.

En cas d'épanchement pleural ou d'ascite abdominale, une ponction avec cytologie du liquide peut être utile en permettant la confirmation d'une carcinose péritonéale.

- ***Bilan du malade***

À l'aide de l'examen clinique, de l'imagerie et de la biologie, on évaluera l'état général du malade en recherchant des tares spécifiques : cardiovasculaire, rénale, métabolique, et d'immunodépression.

IV Classification et facteurs pronostiques

Cette classification est basée selon la Fédération Internationale des Gynécologues et Obstétriciens(FIGO) sur les données anatomocliniques.

Stades	Descriptions
Stade I	Tumeur limitée à l'ovaire
Stade IA	Un ovaire atteint, capsule intacte
Stade IB	Deux ovaires atteints, capsule intacte
Stade IC	Capsule rompue, cellules néoplasiques dans le liquide d'ascite ou de lavage péritonéal
Stade II	Extension pelvienne
Stade IIA	Extension à l'utérus ou à la trompe

Stade II B	Extension aux autres organes pelviens
Stade II C	Extension viscérale pelvienne et cellules néoplasiques dans le liquide d'ascite ou de lavage péritonéal
Stade III	Extension péritonéale hors du pelvis ou métastases ganglionnaires
Stade IIIA	Localisations péritonéales microscopiques
Stade IIIB	Localisations péritonéales macroscopiques < 2cm
Stade IIIC	Extension péritonéale > 2cm ou localisations ganglionnaires.
Stade IV	Métastases viscérales à distance, à l'exclusion des localisations péritonéales

V. Moyens et Méthodes Thérapeutiques

1. La chirurgie

Il s'agit d'une méthode locorégionale d'un traitement radical dont la technique comporte une hystérectomie totale, une annexectomie bilatérale, une omentectomie complète, une appendicectomie optionnelle pour les formes mucineuses et un curage ganglionnaire pelvien et lomboaortique en passant par une laparotomie large sus, para et sous ombilicale.

Le compte rendu opératoire devra comporter des renseignements relatifs:

- Au bilan des lésions observées dont le siège, la taille et les aspects morphologiques seront précisés.
- À la description des actes chirurgicaux posés ainsi que le siège et les dimensions des reliquats tumoraux qui devront être clipés.
- Le prélèvement pour étude cytologique du liquide d'ascite ou du lavage péritonéal au sérum physiologique.

2. La chimiothérapie

Il s'agit d'une méthode locorégionale et générale de traitement. Le protocole standard est une polychimiothérapie qui associe généralement le carboplatine et le paclitaxel.

Un total de 6 cycles est administré par voie parentérale à raison d'un cycle tous les 21 jours. La voie péritonéale peut être utilisée notamment en cas de carcinose péritonéale.

3. La Radiothérapie

Il s'agit aussi d'une méthode locorégionale de traitement par les rayonnements ionisants dont la réalisation passe par une détermination rigoureuse des paramètres d'irradiation :

- La position du malade pendant le traitement : le décubitus dorsal est très souvent adopté pour les raisons déjà sus évoquées.
- Le volume cible comporte la cavité abdominale et pelvienne en totalité
- La dose totale : elle ne devrait pas dépasser pour les raisons de tolérance digestive la limite de 20-30 Gy délivrée selon le fractionnement et l'étalement classique de 5X2 Gy/semaine grâce au rayonnement gamma de 1,25 Mev du Cobalt 60 ou mieux les photons X de 15-25 Mev de l'Accélérateur Linéaire.

- La dosimétrie prévisionnelle assistée par ordinateur permet d'améliorer les paramètres du centrage et d'optimiser la distribution de la dose dans le volume cible.

VI Indications et protocoles thérapeutiques

Indications	**Protocoles thérapeutiques**
Stade I et II - Cancer épithélial ou mésenchymateux - Bon état général	- Chirurgie radicale première - Plus ou moins radiothérapie
Stade III et IV - Cancer épithélial ou mésenchymateux - Bon état général	- Chimiothérapie première - Chirurgie dans un second temps - Radiothérapie dans un troisième temps si reliquat tumoral < 2cm
Stade I, II III IV - Cancer de type lymphome	- Chimiothérapie première - Évaluation dans un second temps - Chirurgie adaptée dans un troisième temps - Radiothérapie dans un quatrième et dernier temps

VII. Résultats, moyens et méthodes de suivi

- ***Résultats actuels***

Le pronostic des tumeurs épithéliales est généralement mauvais à cause de l'importance des formes avancées.

Le taux de survie à 5 ans sans maladie évolutive est de :

- 70 à 80% pour les stades I bien différenciés
- 15% pour les stades III ou les stades II peu différenciés.

Le pronostic est meilleur pour les tumeurs germinales à cause de leurs chimio et radiosensibilité et curabilité élevées.

La guérison des stades I avec conservation de la fertilité de l'ovaire controlatéral est presque de 100%.

Pour les stades avancés, II III IV, le taux de guérison reste élevé autour de 70 à 80%.

Pour la surveillance et le suivi posthérapeutique à court, moyen et long terme, des rendez-vous pour consultation devront être planifiés au moins tous les 4 mois pendant 2 ans, et tous les 6 mois pendant 3 ans puis annuellement

VIII. Perspectives

Des dispositions techniques et budgétaires devront être prises pour affiner le diagnostic des cancers de l'ovaire par une recherche systématique des marqueurs antigéniques BRCA1 et BRCA2 même si celle-ci se fait malgré toutes les difficultés par le biais d'une collaboration internationale grâce à l'expédition des pièces biopsiques dans les laboratoires des pays du nord.

Cancers de la vulve

I. Particularités épidémiologiques

Le cancer de la vulve représente environ 5% des cancers génitaux de la femme.

Ce cancer atteint très souvent la femme âgée avec un âge moyen de 67ans. Cependant, il peut se rencontrer dans les pays en développement comme le Cameroun à partir de 40ans.

Le cancer vulvaire dans 30% des cas au moins est pluri focal de siège à la fois vulvaire, vaginal et cervical.

Les principales lésions précancéreuses de la vulve sont représentées par les dystrophies, les cancers in situ (maladie de Bowen, papulose bowenoide de la femme jeune) et le condylome acuminé géant. Ces lésions sont parfois diffuses, mais restent superficielles.

II. Démarche diagnostique

La symptomatologie inaugurale est pauvre ou banale et par conséquent très souvent négligée : les signes fonctionnels sont essentiellement : le prurit vulvaire noté chez 30% des patientes ; la tumeur, principal signe d'appel chez 50% des malades; le saignement et la douleur chez 10% ; les troubles urinaires chez 5% et les adénopathies chez 2%.

L'examen clinique et notamment gynécologique doit être soigneux et si possible complété par une colposcopie permettant de réaliser des biopsies et examens histologiques.

Il s'agit :

- du carcinome épidermoïde dans 90% des cas.
- Les sarcomes, mélanomes, carcinomes baso cellulaires étant des formes rares.

III. Bilan d'extension de la tumeur et du malade

- ***Bilan d'extension de la tumeur***

Le bilan d'extension locorégional doit tenir compte que les voies lymphatiques vulvaires sont croisées et que les lésions antérieures, particulièrement clitoridiennes ont des voies de drainage directes et pelviennes.

Les atteintes inguinales, bilatérales et iliaques doivent être systématiquement recherchées aux moyens des examens cliniques, de l'échographie, de la tomodensitométrie et surtout de l'IRM. Chez des malades souvent obèses, la cytoponction écho guidée des adénopathies inguinales peut parfois être nécessaire pour affirmer le diagnostic.

- ***Bilan du malade***

Le bilan pré thérapeutique notamment à visée pré-chirurgicale doit être exhaustif dans le but de rechercher les tares associées : diabète, HTA, obésité, insuffisance cardiaque/rénale, troubles trophiques et les infections virales (HIV, Hépatites virales A, B, C)

IV. Classification

Les classifications TNM et FIGO représentées dans le tableau ci-après sont les plus utilisées.

Stade TNM	Stade FIGO
T_1 <2cm	I
T_2 >2cm	II
T_3 Portion inférieure urètre / vagin/périnée/anus	III
T_4 Portion supérieure Urètre/vessie/rectum/ pelvis	IV
N_1 Ganglions unilatéraux / mobiles	N1
N_2 Ganglions bilatéraux / mobiles	N2
N_3 Ganglions fixés	N3

V. Moyens et méthodes de traitement

1. La Chirurgie

Elle permet à but curatif de contrôler la maladie dans sa phase de développement locorégionale. La méthode radicale comporte nécessairement une vulvectomie totale associée à un curage inguinal bilatéral.

2. La Radiothérapie

Il s'agit d'une méthode locorégionale de traitement à but curatif dont la mise en œuvre passe par la détermination rigoureuse des principaux paramètres de l'irradiation tels que :

- La position du malade pendant le traitement: Décubitus Dorsal
- Le volume cible comporte très souvent la vulve, les aires ganglionnaires inguinales et les ganglions pelviens.
- La Dose Totale : elle varie entre 65-70Gy et est délivrée à but curatif selon le fractionnement et étalement classique de 5 fois 2 Gy par semaine grâce au rayonnement gamma d'une énergie moyenne de 1,25MeV du cobalt 60 ou photons X de 15 -25MeV de l'Accélérateur Linéaire de Particules.

3. La chimiothérapie :

Il s'agit d'un moyen locorégional et général de traitement dont le principal protocole très souvent utilisé dans nos milieux entre autres pour des raisons économiques est une poly chimiothérapie comportant le 5fluorouracile et le Cisplatine.

VI. Indications et protocoles thérapeutiques

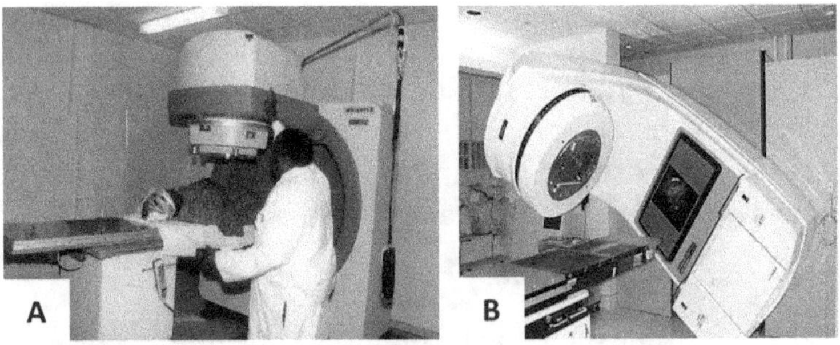

Appareils de Radiothérapie externe
A : Appareil au Cobalt 60 (Radiothérapie 2D)
B : Accélérateur linéaire de Particules (Radiothérapie conformationnelle 3D)

Indications	Protocoles thérapeutiques
Stade T_1 T_2 : - Tumeur pluri focale - Terrain médical bon	Chirurgie radicale : vulvectomie totale plus Curage inguinal D+G
Stade T1 T2 : - Malades âgés/Tarés - Mauvais état général	Vulvectomie totale simple, Si ganglions papables : biopsie + radiothérapie
T_3 T_4 - Bon état général	Chimiothérapie première, Chirurgie dans un second temps Et radiothérapie dans un troisième et dernier temps.
T_3 T_4 - Bon État General - Âge avancé	Radiothérapie exclusive

VII. Résultats actuels, moyens et méthodes de suivi

- ***Résultats actuels***

Les meilleurs résultats à 5 ans sont obtenus par la chirurgie

TS : 55 –75% : si chirurgie idéale

TS : 30 –40% : si chirurgie peu satisfaisante

TS : 30 –60% : associations Radio-Chirurgicales

TS : 20 –30% a 70%(moyenne 42%) : Radiothérapie exclusive

L'atteinte ganglionnaire est un facteur pronostic majeur

- Moyens et méthodes de suivi :

Des consultations de surveillance devront être planifiées à court, moyen et long terme dans le but d'évaluer les résultats thérapeutiques et de rechercher les récidives et les traiter. Les examens cliniques, gynécologiques et le Frottis Cervico-Vaginal d'une part ; puis l'imagerie en coupe d'autre part (TDM et l'IRM) seront d'un apport incontournable.

En effet, des complications sont fréquentes. En postopératoire immédiat peuvent survenir une désunion de la plaie opératoire, une lymphorragie et des nécroses sur lambeaux.

Les œdèmes des membres inférieurs, les hernies crurales, une incontinence et un prolapsus urinaire représenteront les principales complications tardives.

VIII. Mesures de prévention/perspectives

La prévention primaire et secondaire notamment pour les jeunes sera essentiellement basée sur l'éducation d'ordre diététique, la recherche et le traitement des lésions précancéreuses.

L'amélioration des résultats actuels notamment pour les stades avancés III et IV les plus nombreux dans nos milieux hospitaliers est possible par l'apport et l'accès de tous les malades à la chimiothérapie avec des molécules plus efficaces.

Sur le plan chirurgical, les dispositions humaines, technologiques et organisationnelles devraient être prises pour l'essor de la chirurgie réparatrice.

Cancers de la prostate

I. Particularités épidémiologiques

En occident comme en Afrique, la fréquence du cancer de la prostate est en croissance continue. L'âge moyen de survenue se situe autour de 65ans dans les pays du nord. Il est encore plus bas et varie entre 40 et 50ans au Cameroun où son pronostic est plus sombre chez 90% des malades qui arrivent aux stades tardifs.

Les principaux facteurs étiologiques sont essentiellement génétiques (race noire plus atteinte), hormonaux et infectieux (prostatite chronique).

II. Démarche diagnostique

Sur le plan anamnestique, les symptômes plus ou moins précoces sont urinaires sous la forme de miction fréquente, surtout nocturne, de diminution du jet urinaire, de sensation de vidange incomplète de la vessie, d'impossibilité totale et brutale d'uriner (rétention aiguë d'urine) et de masse au bas ventre (globe vésical).

Les symptômes tardifs sont plutôt rectaux sous la forme de constipation par compression tumorale rectale et osseuse avec douleurs lombopelviennes et paralysie des membres à la suite des fractures pathologiques et compression médullaire.

L'approche biologique du diagnostic du cancer de la prostate repose particulièrement sur le dosage du PSA dont toute augmentation du taux est fortement prédictive d'une atteinte tumorale pouvant être aussi bien maligne que bénigne.

Dans ce contexte, le Toucher Rectal(TR) surtout quand il est écho-guidé demeure par sa très grande sensibilité le meilleur moyen clinique unanimement reconnu pour rechercher les signes d'une présence tumorale intra prostatique pouvant se traduire par une augmentation de volume de la prostate, l'existence d'un ou plusieurs nodules dans un lobe, le comblement du sillon médian ou une irrégularité avec limite floue du contour prostatique.

L'imagerie échographique notamment transrectale est particulièrement indiquée et suffisante pour confirmer les signes obtenus au TR.

Le diagnostic de certitude est exclusivement histologique et s'obtient après biopsie écho-guidée ou résection trans-urétrale de la tumeur et étude anatomopathologique de la pièce obtenue.

- ✓ L'adénocarcinome est le type histologique le plus fréquent dont les degrés de différenciation exprimés en score de Gleason : GI, GII, GIII ont une corrélation avec le pronostic en particulier métastatique : bon, intermédiaire et mauvais dans cet ordre.

III. Bilan d'extension de la tumeur et du malade

Bilan d'extension de la tumeur

Le but du bilan d'extension locale est de préciser le siège de la tumeur primitive et sa taille ou volume à l'aide du TR et de l'échographie endo-rectale, tous les deux moyens, clinique et para clinique très accessibles et sensibles qui donneront en plus des précisions sur le siège, le nombre et le volume des nodules et de la prostate, des informations sur l'importance du résidu mictionnel.

L'évaluation du niveau d'extension régionale de la tumeur primitive se fera par la recherche de l'envahissement des organes de voisinage et surtout des réseaux ganglionnaires pelviens.

Pour se faire, les moyens d'imagerie aujourd'hui couramment utilisés dans nos milieux hospitaliers pour les raisons économiques comme l'échographie et la tomodensitométrie sont malheureusement peu sensibles et moins efficaces notamment pour la recherche des ganglions.

Le coût élevé et l'accessibilité limitée de l'IRM ainsi qu'une absence totale des techniques de fusion d'image : Scanner/Tep au 18FDG, plus indiquées, sensibles et performantes contribuent cruellement à limiter la pertinence des bilans d'extension et par ricochet la qualité des résultats thérapeutiques dans les pays à revenus limités.

La Coelio-chirurgie est une méthode optionnelle de bilan d'extension régionale .Elle demeure encore très peu pratiquée dans nos hôpitaux pour les raisons d'insuffisances budgétaires .Et pourtant, il s'agit d'une technique chirurgicale peu invasive et très contributive en termes d'étude histologique per opératoire des ganglions, du bilan d'extension ganglionnaire proprement dit et du traitement par lymphadenectomie ilio-obturatrice.

L'évaluation de l'extension tumorale à distance se fera par la recherche des métastases viscérales et surtout osseuses. En plus des moyens cliniques habituels, on s'aidera de l'imagerie qui sera autant que peut se faire orientée par la symptomatologie pour les raisons économiques et d'efficacité. Selon les cas et les plateaux techniques, on prescrira une radiographie du thorax, une échographie abdominopelvienne, un scanner ou IRM abdominopelvien ou de l'encéphale en totalité et si possible une scintigraphie osseuse.

Bilan pré thérapeutique du malade

Le but du bilan pré thérapeutique est d'évaluer à l'aide des examens cliniques, radiologiques et biologiques spécifiques et si possible une scintigraphie osseuse, l'état général du malade et de rechercher les tares telles que les atteintes cardiaques, rénales, pulmonaires et immunologiques.

IV. Classification et facteurs pronostiques

1. Facteurs pronostiques et degrés de gravité

Facteurs pronostiques	**Bons pronostics**	**Pronostics intermédiaires**	**Mauvais pronostics**
TNM	T0, T1, petit T2, N0, M0	Gros T2, N0, M0	T3, T4, N2, N3, N+, M+
Score de Gleason	GI	GII	GIII
Taux de PSA	< 10ng/ml (1/3 des cancers extra capsulaires)	Taux entre 10 et 20 ng/ml (un dépassement capsulaire ou un envahissement ganglionnaire est probable)	> 30ng/ml, présence de métastases osseuses dans 85% des cas avec scintigraphie osseuse pathologique ou attente ganglionnaire étendue si bilan

			métastatique négatif
Analyse de la pièce opératoire	• Marges de résection saines • Absence de dépassement capsulaire • Vésicules séminales histologiquement saines • Ganglions histologiquement sains (N-)		• Marges de résection focalement envahies • existence de dépassement capsulaire • Vésicules séminales histologiquement atteintes • Ganglions histologiquement atteints (N+)
État général du malade	• Bon état général (absence de tares)		• Mauvais état général (présence de tares)

2. Classification TNM

Elle est basée sur les données anatomo cliniques et histo pathologiques.

TNM	Description	Code US
T1	Découverte fortuite sur pièce d'adénomectomie	**A**
T1a	< 3 foyers	**A1**
T1b	> 3 foyers	**A2**

T2	Tumeur cliniquement palpable, limitée à la glande	**B**
T2a	<1,5cm	**B1**
T2b	>1,5cm	**B2**
T3	Envahissement de l'apex prostatique, franchissement capsulaire, extension au col vésical ou aux vésicules séminales, mais sans fixation	**C, C1, C2**
T4	Tumeur fixée ou envahissant les structures de voisinage	**C2**
N1	Adénopathie unique < 2cm	**D1**
N2	Adénopathie unique >2 cm mais < 5 cm, ou multiples < 5cm	**D1**
N3	Adénopathie > 5cm	**D1**
M1	Métastases viscérales	**D2**

V. Méthodes et techniques de traitement

1. La radiothérapie externe

Elle se définit comme une méthode locorégionale de traitement à but curatif limitée à la tumeur primitive et à ses extensions ganglionnaires pelviennes

À but palliatif, elle permettra de soulager et d'améliorer le confort du malade par une action sur les métastases à distance.

- **Principales Techniques et Modalités de Radiothérapie Externe à l'hôpital général de Yaoundé**

Appareils de Radiothérapie	**Disponibilité**	**Énergie du FX**	**Nature de FX**	**Conformation**	**Dose Totale**	**IMRT**	**Tolérance**	**Résultats**
Co60	OUI	1.25 MeV	R gamma	2D	65-70 Gy	Non possible	moyenne	moyens
AL	NON	25 MeV	Photon X électron	3D	+ élevée 70-80Gy	possible	meilleur	meilleur

2. La curiethérapie interstitielle

Il s'agit d'une technique optionnelle indiquée pour les traitements à but curatif des tumeurs dont l'extension est strictement limitée à la prostate, sans envahissement des ganglions et pas de métastases : Stades précoces : T1 ; T2 ; N0 ; M0.

Le volume cible est par conséquent très réduit, d'où une excellente tolérance de l'irradiation et des résultats thérapeutiques meilleurs.

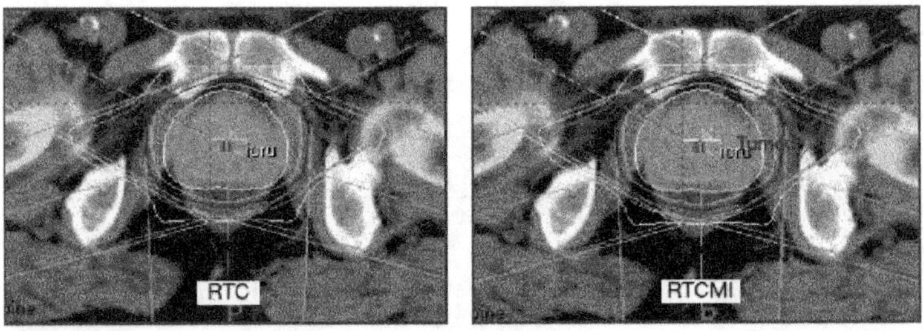

Radiothérapie Cancer de la prostate :
Dosimétrie prévisionnelle
RTC : Radiothérapie conformationnelle
RTCMI : Radiothérapie conformationnelle en modulation d'intensité

3. La chirurgie

Il s'agit d'une méthode radicale locorégionale de traitement dont la technique comporte une lymphadenectomie ilio-obturatrice 1ère suivie d'une prostatectomie radicale par voie sus pubienne si les ganglions sont histologiquement sains.

4. L'hormonothérapie

Cette méthode va agir à la fois sur le plan local, régional et général.

Son but est d'obtenir une suppression androgénique et donc limiter la croissance tumorale.

Les protocoles de première ligne comportent ; une pulpectomie, une castration chimique par les agonistes de la LH-RH et un blocage androgénique complet : Anti-Androgène+Castration.

5. La chimiothérapie

Comme l'hormonothérapie, la chimiothérapie est aussi une méthode locorégionale et générale de traitement des cancers en général et prostatiques pour le cas d'espèce.

Elle est cependant malheureusement peu active, mal adaptée au terrain. Il n'existe aucun protocole de référence et elle n'est indiquée qu'en cas d'hormono-résistance chez le jeune.

VI. Indications et protocoles de traitement

STADES	STRATÉGIES THÉRAPEUTIQUES	NOMBRE DE PATIENTS TRAITÉS (expérience de HGY) 2012
T_{1a} (Gleason bas; âge avancé)	Abstention thérapeutique et Surveillance armée	Aucun malade (0 %)
T_{1b}-T_{1c}-T_2	- Deux options d'égale valeur - Chirurgie radicale - Radiothérapie exclusive	1/85(2%)
T_{1b}-T_{1c}-T_2 R+ vésicule séminale +N-/+ PSA anormale	Chirurgie + radiothérapie	Aucun malade (0%)
T_3 N-M-	Radiothérapie exclusive	2/85 (3%)
T_3 N+M+	Hormonothérapie	30/85(36%)
T_4M+	Palliatif (antalgique et décompression)	52/85 (62%)

Résultats actuels

TS sans récidive	**5ans**		**10ans**	
Stades	Séries littératures	Notre série	Séries littératures	Notre série
T1	85%	0%	75%	0%
T2	65%	0%	50%	0%
T3	50%	0%	30%	0%

Moyens et méthodes de surveillance

Des consultations seront planifiées et organisées à courts, moyens et longs termes pour évaluer grâce aux examens cliniques, biologiques et radiologiques appropriés, les résultats thérapeutiques et rechercher les récidives locorégionales et générales ainsi que les complications ou séquelles iatrogéniques dont la prise en charge est nécessaire pour la réinsertion socioprofessionnelle et familiale

Mesures succinctes de diagnostic précoce et perspectives

L'amélioration significative des résultats actuels au Cameroun ne pourra s'obtenir que par une organisation des campagnes de sensibilisation, de dépistage précoce par le dosage des PSA et de diagnostic précoce par le TR des populations cibles notamment à partir de 45ans.

Sur le plan thérapeutique, il faudra rendre accessibles les médicaments actifs dans les formes résistantes à l'hormonothérapie et développer les meilleures techniques d'imagerie de bilan d'extension et de traitement par radiothérapie conformationnelle, Irradiation en Modulation d'Intensité et dosimétrie 3D.

Cancers de la vessie

I. Particularités épidémiologiques

En dehors de certains pays du Maghreb comme l'Égypte, en Afrique en général et au Cameroun en particulier, les données sur la fréquence des cancers de la vessie sont imprécises et loin d'être univoques. Sa rareté est cependant beaucoup plus admise, sauf dans des zones d'endémie bilharzienne à schistosoma haematobium. Les facteurs étiologiques les plus incriminés sont essentiellement : le tabagisme, les infections vésicales chroniques, et les lithiases vésicales. Mais les composés chimiques tels que pesticides, herbicides, aniline et autres substances de nature semblable sont depuis connus en occident et ces dernières décennies seulement en Afrique pour être des carcinogènes vésicaux. L'utilisation de plus en plus accrue de ces produits chimiques, notamment dans l'agriculture serait à l'origine d'une augmentation progressive de la fréquence de ce cancer ces dernières années dans le monde.

L'âge moyen de survenue des cancers de la vessie est d'environ 65ans. Il peut être plus bas autour de 40ans en cas d'étiologie bilharzienne. Le sex-ratio est de trois hommes pour une femme.

La symptomatologie d'appel la plus fréquente est dominée par une hématurie macroscopique plus ou moins intermittente. Les douleurs vésicales sus-pubiennes avec dysurie sont plus rares, mais s'aggravent avec l'évolution locorégionale de la tumeur.

II. Démarche diagnostique

Le diagnostic précoce repose sur une exploration endoscopique en cas d'hématurie micro ou macroscopique :

1) La cystoscopie va surtout permettre de préciser le siège de la tumeur primitive au niveau de la portion fixe et mobile de la vessie dans 60% à 40% des cas respectivement ; les faces latérales étant surtout le siège de prédilection de la maladie pluri focale ou diffuse de l'urothélium. La biopsie tumorale sera faite au cours de la cystoscopie en vue du diagnostic histologique :

-Tumeur papillaire non infiltrante avec cependant, une tendance à la récidive strictement locale dans 50 à 60% des cas pendant 10 ans. L'évolution vers un cancer infiltrant peut se faire dans 8 à 12% des cas. Le taux de survie à 10ans est de 90%.

- Le carcinome in situ peut se transformer en cancer infiltrant au bout de 5 à 7ans dans 50 à 70% des cas.

- Les cancers infiltrants sont le plus souvent multifocaux, des foyers invasifs pouvant côtoyer des foyers in situ ou dysphasiques. Mais les cas de tumeur isolée ou uni focale peuvent exister.

2) La cytologie urinaire est indiquée pour sa spécificité et sensibilité surtout en cas de Carcinome *in situ.*

3) L'étude anatomopathologique de la totalité de la pièce opératoire permettra d'évaluer le niveau de pénétration dans la profondeur de la paroi vésicale qui se fait par étape : chorion-muscle-graisse péri vésicale et les organes de voisinage.

L'extension lymphatique s'accélère avec le volume de la tumeur et le degré de pénétration dans la paroi vésicale. Les chaînes iliaques externes, hypogastriques, primitives et lombo-aortiques sont progressivement atteintes dans cet ordre.

Les métastases sont essentiellement osseuses, pulmonaires ou hépatiques.

III. Bilan d'extension tumorale et du malade

1. Bilan d'extension tumorale

La conduite de ce bilan devra être rigoureuse et exhaustive au niveau local pour déterminer le siège et le volume de la tumeur primitive ; régional pour apprécier le niveau d'envahissement des organes de voisinage et des ganglions pelviens ; et à distance enfin pour rechercher les métastases viscérales très souvent pulmonaires, osseuses et hépatiques.

Pour atteindre cet important objectif dont l'impact sur le traitement est bien établi, il est recommandé de n'utiliser que les moyens et méthodes d'examen qui ont déjà fait preuve de leur efficacité et sensibilité même si ce n'est toujours pas le cas pour les raisons évidentes dans nos milieux hospitaliers :

a) Ainsi, sur le plan local :

- Le Toucher rectal avec palpation bi manuelle permettra avec un peu d'application d'atteindre les objectifs recherchés et même de préciser le degré d'infiltration pariétale et le caractère unique ou multiple des lésions.
- L'urographie intraveineuse peut être normale en présence de véritable cancer infiltrant :
    - Une lacune de la vessie peut être le signe d'une tumeur.
    - Une dilatation urétéro-pyelocalicielle témoigne souvent une infiltration du muscle

ou une deuxième lésion sur l'uretère ou le bassinet.

- La cystoscopie une fois de plus pourra être d'un grand secours surtout en cas de doute sur une urographie normale en présence d'un véritable cancer infiltrant.

b) Au niveau régional :

- L'échographie /tomodensitométrie est de valeur limitée notamment pour la recherche de l'envahissement ganglionnaire avec de faux positifs dans 50% des cas.
- La coeliochirurgie permettra lorsqu'elle est réalisable, non seulement d'affiner le diagnostic en corrigeant les faux positifs du scanner, mais aussi de faire le bilan d'extension et d'amorcer le traitement en faisant une lymphadenectomie iliaque externe.
- L'IRM, en dépit de son accessibilité limitée est l'examen le plus indiqué pour sa sensibilité et spécificité

c) À distance, la recherche des métastases viscérales se fera selon les localisations et la qualité du plateau technique disponible par les moyens :

- cliniques et radiologiques en l'occurrence radiographie standard du thorax ou d'un segment osseux, échographie / tomodensitométrie thoraco-abdomino-pelvienne et cérébrale puis Scintigraphie osseuse guidées autant que peut se faire dans nos milieux hospitaliers pour les raisons économiques et d'efficacité par la symptomatologie

2. Bilan du malade

Il s'agit en fait, d'un bilan d'opérabilité dont le but est d'évaluer l'état général du malade et de rechercher les tares notamment cardiovasculaires, hépatorénales, métaboliques et immunologiques par les moyens d'examens cliniques, para-cliniques et biologiques appropriés.

IV. Classification et facteurs pronostiques

1. Facteurs pronostiques histologiques

Facteurs pronostiques histologiques	**Paramètres de gravité**
Tumeurs papillaires non infiltrantes	risque de rechute locale élevé si : -caractère multiple -taille>1cm, -degré de différenciation OMS>2
Carcinome in situ	risque d'évolution vers l'infiltration possible
Cancers infiltrants	risque vital : si évolution locale et métastatique notamment en cas de tumeurs sessiles ou de diamètre>5cm.
Autres facteurs d'aggravation, d'agressivité et de pronostiques sombres	Siège sur portion fixe de la vessie, Caractère multifocal Degré de pénétration dans la paroi Envahissement ganglionnaire important et massif, Inopérabilité d'une tumeur et absence de réponse à la radiothérapie première

2. Classification TNM

Tis	Carcinome in situ
Ta	Carcinome papillaire non invasif
T1	Tumeur envahissant le tissu conjonctif sous épithélial
T2	Tumeur envahissant le muscle superficiel (moitie interne)
T3	Tumeur envahissant le muscle profond (T3a) ou la graisse péri-vésicale (T3b)
T4	Tumeur envahissant un ou plusieurs organes de voisinage : prostate, utérus, vagin, paroi abdominale ou pelvienne
N0	Pas d'adénopathie régionale métastatique
N1	Adénopathie unique < 2cm
N2	Métastase unique >2cm et >5cm, ou multiples toutes < 5cm
N3	Métastase ganglionnaire >5 cm

V. Moyens et méthodes thérapeutiques

1. La chirurgie;

La chirurgie est le traitement de référence des cancers invasifs de la vessie. Trois techniques sont couramment pratiquées selon les cas :

- La résection endoscopique trans-urétrale (RTU) : elle constitue le premier geste à la fois thérapeutique et diagnostique par une étude histologique des copeaux de résection. il s'agit d'une chirurgie de réduction tumorale donc de peu de valeur carcinologique mais qui doit être tout de même la plus complète possible.

- La cystectomie partielle : elle comporte dans un premier temps, une vérification extemporanée de l'absence d'envahissement ganglionnaire qui justifie la suite de l'opération par une exérèse de la tumeur avec une marge de sécurité dans un second temps.

- La cystectomie totale : cette intervention par ailleurs assez lourde consiste le plus souvent en une cysto-prostatectomie chez l'homme et une pelvectomie antérieure avec hystérectomie chez la femme en passant à chaque fois par un curage ilio-obturateur premier avec ganglions histologiquement sains. Elle nécessite une dérivation des urines selon plusieurs techniques :

  ✓ la dérivation cutanée trans-intestinale type Bricker très souvent pratiquée ;
  ✓ l'urétérostomie cutanée bilatérale, réservée aux malades les plus fragiles ;
  ✓ l'entéro-cystoplastie, indiquée pour les hommes quand le sphincter externe de l'urètre a pu être conservé.

2. La radiothérapie

Deux techniques sont pratiquées :

- La télé-radiothérapie ou radiothérapie externe ainsi définie parce que la source radioactive qui produit le rayonnement est placée à l'extérieur et à une certaine distance du malade .Sa mise en œuvre passe par la détermination de tous les paramètres d'irradiation dont les principaux sont :

  ✓ la position du malade sur la machine de traitement. Le décubitus dorsal est très souvent choisi pour sa simplicité, le confort du malade et surtout la facilité de sa reproductibilité dans le temps,

- ✓ le volume cible. Il est représenté par le pelvis en totalité et comprend: la vessie, ainsi que les relais ganglionnaires iliaques externes et hypogastriques,
- ✓ la dose totale. Elle varie entre 45-65Gy en cas de nécessité de radiothérapie complémentaire après chirurgie incomplète ou de radiothérapie exclusive.

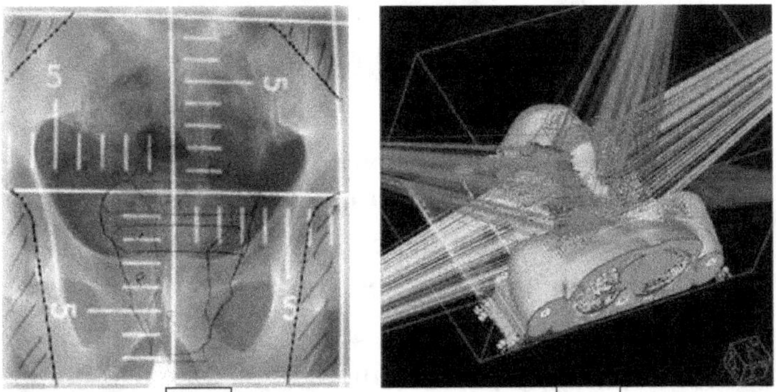

A B

Techniques de Radiothérapie externe

A : Simulation 2D en DSA avec 02 faisceaux 01 antérieur et 01 postérieur

B : Simulation conformationnelle 3D en multifaisceaux

- La curiethérapie interstitielle ou endo- curiethérapie : avec cette technique, la source radioactive est plutôt directement enserrée dans la tumeur en l'occurrence, les berges de résection en cas de chirurgie de faible valeur carcinologique.

3. La chimiothérapie

La méthode systémique demeure la plus utilisée à la suite d'un abandon progressif de l'administration intravesicale de Doxorubicine, Mytomycine ou de BCG. Les protocoles les plus efficaces sont le MVAC et le CMV qui associent : le Methotrexate, le Velbe, l'Adriblastine et le Cyclophosphamide.

VI. Indications et protocoles thérapeutiques

Indications	Protocoles thérapeutiques
Ta	
Cancers superficiels papillaires non infiltrant	Traitements conservateurs : Résection Trans Urétrale (RTU) itérative ou Électrocoagulation
Si récidive	Installations endo- vésicales répétées : Adriamycine +THIOTHEPA +MYTOMYCINE C : 1fois/semaine pendant 6semaines ou alors BCG
Tis	Cystectomie totale d'emblée
T1	
T_1<4cm : Tumeur unique Essentiellement papillaire Pas de CIS ni dysplasie associés	RTU + surveillance + instillation locale
Si récidive multiple	Cystectomie totale ou cystectomie partielle+ curiethérapie
T_2	Traitement conservateur proche de T_1 ou attitude radicale comme pour les T_3
T_3	RTE 1ere Chirurgie RTE complémentaire
T_3 3_a 3_b	Radio-chimiothérapie concomitante 1ere + chirurgie radicale ou radiothérapie exclusive Si contre-indication opératoire ou générale
T_4	Radiothérapie à but palliatif: DT : 20Gy/5f/5j
M_+	Chimiothérapie protocole : MVAC

VII. Résultats actuels

- Cancers superficiels : Taux de guérison à 5 ans : 90%.
- Cancers invasifs : * 60-80%
  * 20-30% Si RT exclusive.
- M_+ : < 10%

VIII. Mesures préventives et perspectives

- Les mesures de prévention primaire devront être enseignées au niveau individuel lors des consultations systématiques des malades, et au niveau de la population cible lors des campagnes de masse d'Éducation pour le Changement de Comportement notamment vis-à-vis du risque tabac, pesticides, infectieux et parasitaire.
- Les mesures de prévention secondaire quant à elles seront axées sur le dépistage et le traitement des lésions précancéreuses lors des campagnes de masse.
- Une amélioration significative des résultats thérapeutiques actuels ne sera possible que par le biais d'une *innovation* des moyens de diagnostic précoce , de bilan d'extension et de traitement surtout par la mise en œuvre de protocoles de chimiothérapie plus efficaces et particulièrement indiqués en première intention pour nos malades qui nous arrivent 3 fois sur quatre aux stades avancés.

Cancers du rein

I. Particularités épidémiologiques

Le cancer du rein touche deux fois plus les hommes que les femmes. L'âge moyen au moment du diagnostic varie entre 55 et 60 ans.

Au Cameroun, les cancers du rein représentent seulement 1% de l'ensemble des cancers observés dans la population générale et se situent à la 16ème place sur la liste de tous les cancers.

Les facteurs de la carcinogenèse rénale sont très mal connus en dehors du tabagisme, de la lithiase rénale chronique et du traitement par dialyse depuis plus de trois ans.

II. Démarche diagnostique

Les signes et symptômes relativement précoces les plus observés sont représentés par une masse lombaire unilatérale ou bilatérale, l'hématurie, les lombalgies et une fièvre inexpliquée.

D'autres signes et symptômes souvent tardifs, variés et peu spécifiques peuvent se présenter sous la forme d'un simple inconfort ou douleurs abdominales, d'une augmentation progressive du volume abdominal due à une masse ou rarement à une ascite, de troubles mictionnels avec dysurie, pollakiurie et mictions impérieuses ,d'un syndrome de compression abdominale avec troubles de transit, subocclusion et faux besoins ;plus rarement d'un syndrome de compression veineuse ou radiculaire avec œdème d'un membre inférieur, une phlébite ou sciatalgie. Enfin, une douleur thoracique, une dyspnée, ou une altération de l'état général peuvent être en rapport avec un développement métastatique en particulier pleuropulmonaire.

Cependant, il convient de relever que le cancer du rein peut être découvert en l'absence de tout signe et symptôme aux décours d'un examen systématique comportant une échographie ou un scanner de l'abdomen à buts non spécifiques.

Malheureusement et c'est très souvent le cas dans nos milieux hospitaliers, ce cancer peut être révélé par la mise en évidence plus ou moins fortuite de métastases et/ou des poly adénopathies néoplasiques abdominales.

L'examen clinique permet de palper dans 20% des cas une masse lombaire ou abdominale qui est facilement mise en évidence par l'échographie ou le scanner de l'abdomen.

Le diagnostic de certitude est histologique après l'examen anatomopathologique de la pièce biopsique ou comme c'est souvent le cas dans les milieux déshérités de la totalité de la pièce opératoire au décours d'une chirurgie première menée dans un but à la fois diagnostique et thérapeutique.

Dans les pays développés, 90% des cancers du rein sont des carcinomes à cellules claires ou chromophobes de l'adulte encore appelés hypernéphrome ou tumeur de Grawitz.

Dans les pays en développement, le néphroblastome est observé dans 75% des cas chez l'enfant, les carcinomes dans 20% des cas et le lymphome de Burkitt dans 5% des cas.

Le néphoblastome ou tumeur de Wilms, de l'enfant ainsi que les 2 à 3 % des cancers rénaux d'origine génétique seront développés dans un volume spécifique.

III. Le bilan d'extension de la tumeur et du malade

- ***Bilan d'extension de la tumeur***

Avant tout traitement en l'occurrence chirurgical, il est important d'étudier :

- l'extension locale de la tumeur primitive : unique ou multiple, localisée à un pôle peut être encore limitée par la capsule ou envahir la loge rénale et même l'autre rein.

-l'extension régionale de la tumeur primitive dans les organes de voisinage en commençant par la loge rénale, le psoas et la surrénale ; puis dans les réseaux ganglionnaires abdominopelviens, la veine rénale homolatérale et cave inférieure.

- l'extension métastatique à distance de la tumeur primitive devra être systématiquement recherchée au niveau des surrénales, du rein controlatéral, des poumons, des os, du foie et du cerveau.

Les moyens appropriés du bilan d'extension à tous les stades évolutifs de la tumeur primitive sont sur la base du niveau de performance des plateaux techniques constitués en plus des examens cliniques par le scanner et l'IRM qui sont reconnus beaucoup plus performants et sensibles que l'échographie malheureusement, malgré tout très souvent utilisée dans nos milieux pour des raisons économiques.

C'est ainsi que l'inaccessibilité financière de l'écho-doppler et de l'IRM ne nous a souvent pas permis d'évaluer l'extension au niveau de la veine cave inférieure et surtout de préciser la limite de celle-ci qui peut aller jusqu'à l'oreille droite dont les intérêts thérapeutiques notamment chirurgicaux sont évidents.

- ***Bilan du malade***

Il s'agit de procéder par des méthodes d'examens cliniques, biologiques et radiologiques à une évaluation rigoureuse et exhaustive de l'état général du malade, puis de rechercher les tares pouvant être cardiovasculaires, rénales, métaboliques, hypertensives ou immunodépressives.

IV. Classification et facteurs pronostiques

- ***Facteurs pronostiques***

Compte tenu du rôle majeur de la chirurgie dans la prise en charge thérapeutique, la distinction des formes opérables de bon pronostic et inopérables de mauvais pronostic est possible et nécessaire à partir des données du bilan d'extension anatomo-clinique de la tumeur et du malade.

- ***Classification TNM et ROBSON***

Elle relève des données cliniques et radiologiques de départ, aux constatations per opératoires et aux éléments de l'examen anatomopathologique de la pièce opératoire.

Classification TNM		**Classification ROBSON**	
Indications	**Description**	**Indications**	**Description**
T_0	Pas de tumeur		
T1	Tumeur inférieure à 2,5 cm	TI	Tumeur limitée au parenchyme ; capsule intacte
T2	Tumeur supérieure à 2,5 cm, limitée au rein	TII	Extension à la graisse péri-rénale ou à la voie excrétrice

T3a	Envahissement de la surrénale ou de la graisse péri-rénale	TIIIA	Atteinte de la veine rénale et de la veine cave inférieure
T3b	Envahissement veine rénale principale ou veine cave inférieure sous-diaphragmatique	TIIIB	Atteinte ganglionnaire
T3c	Veine cave inférieure sus-diaphragmatique	TIIIC	Atteinte veineuse et ganglionnaire
T4	Au-delà de la loge rénale	TIVA	Extension aux organes voisins
		TIVB	Métastases
N_X	Non précisée		
N_0	Aucun ganglion atteint		
N_1	Un ganglion régional inférieur à 2 cm		
N_2	Un ganglion régional > 2 cm et < 5 cm ou plusieurs ganglions inférieurs à 5 cm		
N_3	Un ganglion régional supérieur à 5 cm		
M_X	Non précisée		
M_0	Absente		
M_1	Positive		

V. Moyens et méthodes de traitement

1. La Chirurgie

La chirurgie est le principal traitement curateur par excellence dont la technique qui comporte une néphrectomie totale élargie emportant le rein, la loge rénale, la surrénale et les ganglions régionaux juxta-hilaires et latéro-aortiques.

L'exérèse d'un thrombus situé dans la veine rénale ou la veine cave inférieure est parfois nécessaire et n'aggrave pas le pronostic

2. L'Embolisation artérielle

L'Embolisation artérielle est parfois indiquée et utile en préopératoire pour limiter le saignement en cas de tumeur primitive et de métastases très vascularisées.

Elle revêt aussi un intérêt antalgique en cas de contre-indication chirurgicale.

3. L'ablation par radiofréquence et par la chaleur ou cryoablation

Aucune de ces techniques n'est encore disponible dans nos milieux hospitaliers. Cependant, leur intérêt est démontré en cas de chirurgie partielle avec conservation de la fonction du rein après ablation.

4. La Radiothérapie

Il s'agit d'une télé-radiothérapie pouvant être curative ou palliative dont la mise en œuvre passe par la détermination des principaux paramètres de l'irradiation que sont :

a) la position du malade pendant le traitement ; le décubitus dorsal est très souvent choisi pour la facilité de sa réalisation et surtout de sa reproductibilité.

b) Le volume cible à irradier, généralement la loge rénale et les aires ganglionnaires
c) la dose totale nécessaire qui varie de 45-50Gy et délivrée grâce au rayonnement ɣ d'une énergie moyenne de 1.25 MeV du cobalt 60 ou rayonnement X d'une énergie moyenne de 15-25 MeV de l'accélérateur linéaire de particules
d) la dosimétrie prévisionnelle assistée par ordinateur dont le rôle dans l'amélioration de la qualité et de la tolérance de l'irradiation n'est plus à démontrer.

5. *La chimiothérapie*

En raison de la faible efficacité de la chimiothérapie, son utilisation ne peut être recommandée en dehors de protocole prospectif de recherche et d'évaluation.

VI. Indications et protocoles thérapeutiques

Indications	**Protocole thérapeutique**
Stade T_1 $T_2T_3T_4$ $N_0N_2N_3M_0$ Malade opérable	Chirurgie radicale : néphrectomie totale élargie emportant le rein, la loge rénale, la surrénale et les ganglions régionaux juxta-hilaires et latéro-aortiques
Stade T_1 $T_2T_3T_4$ $N_0N_2N_3M_0$ Chirurgie incomplète	Radiothérapie externe : 45-50 Gy :5x2Gy/semaine
Stade T_1 $T_2T_3T_4$ $N_0N_2N_3M_0$	Traitement à but palliatif :

Malade inopérable	Radiothérapie 30 Gy / 10 f / 12 jours Chimiothérapie Immunothérapie
M+	Traitement à but palliatif Radiothérapie 30 Gy / 10 f / 12 jours Chimiothérapie Immunothérapie

VII. Résultats actuels, surveillance et perspectives

- ***Surveillance***

Des consultations de surveillance seront planifiées et organisées à court, moyen et long termes, soit tous les 4 mois pendant 2 ans, puis une fois l'an pendant au moins 5 années dans le but de confirmer les résultats positifs de fin de traitement et de rechercher les récidives locales, régionales et à distance sans oublier les complications ou les séquelles iatrogéniques.

Pour cela, on fera appel aux méthodes cliniques, radiologiques et biologiques d'examens choisies selon le cas et orientées autant que peut se faire par la symptomatologie

- ***Résultats actuels***

D'une manière générale, les cancers du rein de l'adulte sont de très bon pronostic quand le diagnostic est précoce et le traitement aussitôt appliqué ; ce qui n'est malheureusement pas le cas dans les pays en développement comme le nôtre ou près de 80% des malades arrivent aux stades tardifs quand seul le traitement palliatif demeure possible.

En effet, les résultats de traitement à but curatif se présentent de la manière suivante : taux de survie à 5 ans

- Formes localisées au rein N- : > 90%
- Formes étendues localement à la graisse péri-rénale : 70%
- Formes N+ : 40%
- Formes métastatiques : <10%

- ***Perspectives***

- Développer au moins un centre spécialisé de dépistage des populations à risque notamment des membres des familles concernées par une forme héréditaire de cancer du rein.
- Améliorer la qualité des traitements conservateurs par l'introduction des techniques de l'ablation par radiofréquence ou par cryoablation
- De même, la mise au point des protocoles de chimiothérapie et d'immunothérapie plus efficaces permettrait une meilleure prise en charge des formes inopérables et métastatiques

Cancers du testicule

I. Particularités épidémiologiques

Les tumeurs testiculaires sont rares. Elles sont encore plus rares dans les races noires que blanches avec une incidence annuelle estimée à 2 ou 3 pour 100 000 hommes et occupent le premier rang des cancers pour les tranches d'âges entre 21 et 35 ans. Elles représentent moins de 1% des cancers masculins au Cameroun.

L'atrophie testiculaire secondaire à une cryptorchidie demeure le principal facteur étiologique connu. Cependant, le traumatisme et surtout les infections testiculaires chroniques semblent jouer chez nous un rôle dans la genèse de ce cancer.

II. Démarche diagnostique

La tuméfaction ou masse testiculaire souvent indolore est le symptôme ou signe révélateur dans plus de 60% des cas .Elle est de ce fait à la base de diagnostics tardifs dans de nombreux cas pour lesquels l'extension métastatique est révélatrice sous la forme d'une tumeur abdominale douloureuse, d'une adénopathie sus-claviculaire ou d'un syndrome d'asthénie générale .Une gynécomastie peut-être inaugurale témoignant d'un syndrome endocrinien avec sécrétion de gonadotrophine.

À l'examen clinique, la palpation de tout nodule testiculaire doit être considérée comme un cancer jusqu'à preuve histologique du contraire. Il existe en effet un certain nombre de diagnostics différentiels qu'il convient d'éliminer, le plus souvent par échographie : hydrocèle, varicocèle, orchite, hernie prolabée, kyste de l'épididyme .L'examen clinique et échographique devra concerner les deux testicules et être comparatif.

Le dosage dans le sang de la circulation générale et de la veine spermatique des principaux marqueurs tumoraux que sont l' α foetoproteine, la βHCG et la LDH devra être fait avant toute intervention chirurgicale aussi bien à but diagnostique qu'il orientera et confirmera ; que thérapeutique, qu'il permettra d'évaluer.

En effet, après orchidectomie, la chute du taux des marqueurs est souvent brutale et rapide, la demi-vie biologique de l'αfoetoproteine étant de cinq jours et celle de la βHCG de 18 à 24 heures. Seule l'existence d'un résidu tumoral hors du testicule enlevé peut témoigner d'une décroissance plus lente de ces marqueurs. Cependant, 10% de séminome pur présente un taux modérément élevé de βHCG mais jamais d'Alfafoetoproteine .Enfin, la LDH est un marqueur non spécifique des tumeurs germinales.

Le diagnostic de cancer du testicule ne peut être affirmé avec certitude qu'après examen histologique de la totalité de la pièce d'orchidectomie réalisée par voie haute ou inguinale.

- Classification histologique des tumeurs testiculaires

1- Les tumeurs germinales (TG) : 95% des tumeurs testiculaires

1.1- Tumeurs séminomes pures (TS) : 35% de TG

S'observent chez l'homme de 30 à 40 ans.

1.2- Tumeurs non séminomes (TNS):65% de TG)

S'observent chez l'homme de 20 à 25 ans.

Augmentation des β HCG dans 40 à 60% des cas et de α foetoproteine dans 70% des cas, si existence d'une composante de carcinome embryonnaire

2- Les tumeurs non germinales (TNG) : 5 % des tumeurs testiculaires.

III. Bilan d'extension tumorale

Ce bilan doit être rigoureux à cause de son impact pronostique et thérapeutique :

- Il est d'abord local : le siège et le volume de la tumeur primitive seront précisés grâce à l'examen clinique et l'échographie testiculaire ;puis régional et enfin à distance : la recherche de l'évolution métastatique ganglionnaire et viscérale essentiellement sous diaphragmatique(lombo-aortique) et sus diaphragmatique (médiastinale et sus- claviculaire gauche), repose sur le scanner abdomino-pelvien et thoracique puis ,le dosage des marqueurs tumoraux qui revêtent une importance aussi bien diagnostique que thérapeutique et de surveillance.

IV. Bilan du malade

Il s'agit :

- D'évaluer l'état général du malade par la recherche des tares surtout anatomo-cliniques, biologiques et métaboliques.
- De prélever avant tout acte thérapeutique, le sperme pour cryo-conservation en banque si sa qualité le permet. Cette technique de préservation des possibilités de procréation post-thérapeutique

demeure malheureusement encore indisponible dans nos milieux hospitaliers.

- ***Classification par stades anatomo-cliniques***

Elle est mieux adaptée que la classification TNM à l'évaluation du pronostic et à l'orientation thérapeutique

- Stade I : tumeur limitée au testicule
- Stade II : Métastases ganglionnaires lombo-aortiques
  A : $\leq$ 2 cm de diamètre
  B : 2 à 5 cm de diamètre
  C : > 5 cm de diamètre
- Stade III : Métastases ganglionnaires sus-diaphragmatiques
- Stade IV : Métastases viscérales

- ***Facteurs pronostiques***

Facteurs de mauvais pronostic :

- Plus de 10 métastases par poumon
- Présence de métastases hépatiques et cérébrales
- Masse abdominale palpable
- Élévation importante de marqueurs tumoraux

V. Méthodes et techniques thérapeutiques

1. La chirurgie

Une biopsie testiculaire ou même une orchidectomie étroite par voie scrotale est à proscrire car carcinologiquement non valables et dangereuses puisque sources par excellence de dissémination locorégionale rapide.

L'orchidectomie élargie par voie haute, inguinale demeure la meilleure technique chirurgicale susceptible d'assurer le contrôle, la ligature et l'exérèse en totalité et en un seul temps opératoire du cordon spermatique et de la tumeur testiculaire.

La lymphadénectomie rétro péritonéale n'est plus systématiquement réalisée en première intention en cas d'envahissement ganglionnaire macroscopique du fait de l'efficacité de la chimiothérapie.

L'exérèse des masses résiduelles ganglionnaires rétro péritonéales ou pulmonaires après chimiothérapie peut-être indiquée en cas de réponse partielle et si les marqueurs tumoraux sont normaux.

2. *La radiothérapie*

Les paramètres de l'irradiation devront être déterminés avec précision sur la base des données anatomo-cliniques du bilan d'extension :

2.1-Le Volume cible (VC)

- Le VC sous diaphragmatique comprend : le réseau ganglionnaire lombo-aortique, iliaque primitif, iliaque externe, homolatéraux.
- Le VC sus diaphragmatique comprend :le réseau ganglionnaire susclaviculaire et médiastinal effectivement atteint .Le volume inguino-scrotal n'est plus systématiquement traité, sauf en cas de cure de hernie inguino-scrotale, d'hydrocèle, de biopsie trans-scrotale ou d'orchidopexie antérieure.

2.2-La Dose totale

Elle varie en fonction du stade :

- Stade I : 20 à 25 Gray.
- Stade IIa et IIb : 30 à 35 Gray plus ou moins 5 à 10 Gray de complément dans les adénopathies envahies.

3. La chimiothérapie

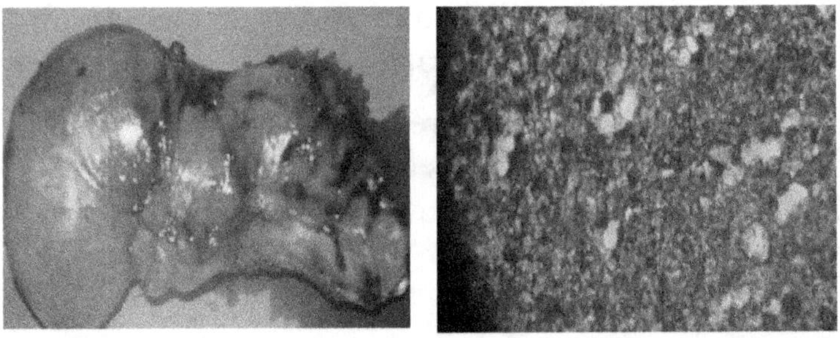

A B

Lymphome de Burkitt testiculaire

A : Pièce macroscopique d'une orchidectomie par voie inguinale haute

B : Aspect histologique en ciel étoilé : Giemsa

Elle fait appel à des protocoles comportant une association de Cis-platine, Bléomycine, Vinblastine ou Vépéside.

Deux protocoles sont habituellement utilisés :

- BEP (Bleomycine-Vepeside-Cis-platine) indiqué pour les formes de bon pronostic .
- PVeVB (associe les 4 drogues et est réservé pour les formes de mauvais pronostic)

VI. Indications thérapeutiques

Elles dépendent du type histologique et du stade

<table>
<tr><th>Stade
Histologie</th><th>I</th><th>IIA & IIB</th><th>IIC - IV</th></tr>
<tr><td>Séminomes</td><td>Radiothérapie prophylactique</td><td>Radiothérapie curative</td><td>Chimiothérapie
↓
Réponse partielle ou complète
1 : simple surveillance
2 : radiothérapie
3 : exérèse masses résiduelles</td></tr>
<tr><td>Tumeurs non séminomes</td><td>Soit
1 : surveillance stricte et chimiothérapie de rattrapage si rechute
2 :lymphadénect-omie rétro péritonéale de principe et surveillance si ganglions sains (N-)
3 :Chimiothérapi e 3 BEP si ganglions envahis (N+)</td><td colspan="2">1 : Stade II à IV : Bon pronostic
Chimiothérapie – 3 BEP + exérèse de reliquats tumoraux

2 : Stade II à IV : Mauvais pronostic
Chimiothérapie / PVeVB
Si Métastases : Radiothérapie à but palliatif</td></tr>
<tr><td>Tumeurs non germinales</td><td>Quel que soit le stade</td><td colspan="2">Chirurgie ± Chimiothérapie ± Radiothérapie</td></tr>
</table>

VII. Résultats Actuels

Ils sont excellents :

- Guérison dans plus de 95% de tumeurs séminomes ;
- Taux de survie à 5 ans pour les tumeurs non séminomes :
  - ✓ Stade I : 90%
  - ✓ Stade III et IV : 70% Si bon pronostic, 40% si mauvais pronostic

- ***Surveillance***

Dans les deux premières années où les récidives sont fréquentes, on fera :

- Dosage des marqueurs tumoraux ;
- Radiographie du thorax ;
- Échographie abdominale ;
- Scanner abdomino-pelvien et thoracique ;
- Échographie scrotale pour la surveillance du testicule restant ;
- On recherchera surtout la présence d'un deuxième cancer au niveau du testicule contro-latéral ou un autre organe ; d'où la nécessité d'une surveillance prolongée.

- ***Perspectives thérapeutiques***

- Réduire la fréquence de nouveaux cancers par un allègement des protocoles de traitement dans les stades I (TS et TNS) ;
- Rechercher et traiter systématiquement tous les cas de cryptorchidie ;

- Traiter efficacement toutes les infections testiculaires ;
- Création d'une banque de sperme pour ces patients.

Cancer de la verge

I. Particularités épidémiologiques

La fréquence des cancers du pénis est variable selon les pays. Ce cancer est rare en France et dans les pays occidentaux où son incidence varie entre 1 et 1,3% des cancers de l'homme. Ce cancer est encore plus rare dans les pays africains notamment au Sud du Sahara ; mais très fréquent en Inde et dans le Sud-est asiatique.

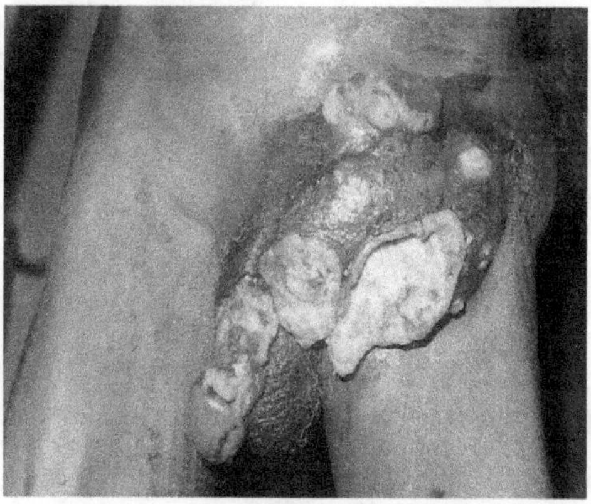

Carcinome épidermoïde de la verge 60 ans
Sérologie HIV négatif, HPV positif

L'âge moyen de survenue avoisine 60 ans en occident ; il est de 50 ans en Inde et encore plus bas autour de 40 ans au Cameroun.

La rétention du smegma et la balanite chronique paraissent être des facteurs plus favorisants en Europe qu'en Afrique où la circoncision dès la naissance constitue une nécessité traditionnellement respectée.

Par contre, l'herpès simplexe type 2, le VIH et les affections dermatologiques précancéreuses telles que les végétations vénériennes, le condylome acuminé géant, la maladie de Bowen et de Paget constituent de véritables facteurs favorisants dans les pays en développement.

II. Démarche diagnostique

Le délai diagnostique est très souvent long de l'ordre de un à deux ans notamment dans les séries africaines.

En effet, en l'absence quasi habituelle de toute symptomatologie en particulier douloureuse, c'est la tumeur elle-même qui le plus souvent conduit le patient à consulter ou plus rarement le phimosis. À l'examen clinique, le diagnostic sera fortement soupçonné devant une lésion infiltrante, végétante ou ulcérante, de siège généralement sur le gland, proche du sillon balano-préputial ; plus rarement sur la face interne du prépuce et exceptionnellement sur le fourreau de la verge.

Le diagnostic est en règle aisément affirmé par l'étude histologique de la pièce biopsique.

Le carcinome épidermoïde, le plus souvent bien différencié est le type histologique le plus fréquent ; les leimyosarcomes, mélanomes et sarcomes en dehors du Kaposi sont moins fréquents.

III. Bilan d'extension

1. Bilan de la tumeur

La recherche des signes d'extension locale et régionale de la tumeur primitive se fera aisément par la palpation éventuellement sous anesthésie générale. Seront notés des signes d'infiltration des corps caverneux ou du corps spongieux et même de l'urètre.

Dans le même temps d'examen clinique, la palpation et quelquefois la ponction ou la biopsie en cas de surinfection de la lésion primitive permettront le bilan d'extension ganglionnaire inguinale.

Les localisations secondaires à distance devront être systématiquement recherchées au niveau de l'os, du foie et du système nerveux central au moyen de l'examen clinique, la radiographie standard, l'échographie, le scanner et l'IRM guidés autant que peut se faire par la symptomatologie.

2. Bilan du malade

Le but fixé est de rechercher la nature des tares éventuelles notamment cardio-pulmonaires, hépatorénales, immunologiques et biologiques ; puis d'évaluer par les moyens cliniques, para- cliniques et biologiques, le niveau de leur retentissement sur l'état général du malade.

IV. Classification et facteurs pronostiques

1. Classification TNM

Tumeur	
Tis	Épithélioma pré invasif
T0	Pas de signe clinique de tumeur primitive
T1	Tumeur de 2cm ou moins dans sa plus grande dimension, strictement superficielle ou exophytique
T2	Tumeur de plus de 2 cm mais inférieure à 5 cm dans sa plus grande dimension
T3	Tumeur de plus de 5 cm dans sa grande dimension ou tumeur de toute dimension avec infiltration profonde, y compris dans l'urètre
T4	Tumeur infiltrant les structures voisines
Adénopathie	
N0	Pas d'adénopathie palpable
N1	Adénopathie unilatérale mobile
N2	Adénopathie bilatérale mobile
N3	Adénopathie fixée

2. Facteurs pronostiques

Le pronostic du cancer de la verge est lié à :

- L'extension de la tumeur primitive
- La faible différenciation histologique
- Le jeune âge inférieur à 40 ans
- Le mauvais état général

V. Moyens et méthodes thérapeutiques

1. La radiothérapie

Deux techniques sont souvent utilisées :

- La radiothérapie externe
- La curiethérapie interstitielle ou endocuriethérapie

2. ***la chirurgie :*** méthode locorégionale de traitement comportant plusieurs techniques :

- La circoncision est indispensable si elle n'a pas été faite pour lutter contre la surinfection et permettre un examen facile de la lésion ;
- L'amputation partielle de la verge avec conservation d'une partie des corps caverneux ;
- L'amputation totale avec urétrostomie périnéale ;
- Le curage ganglionnaire inguino-crural en cas de résultat extemporané positif ;
- La poly-chimiothérapie selon le protocole Bleomycine+Cisplatine demeure peu satisfaisante.

VI. Indications et protocoles thérapeutiques

Indications	Protocoles
T1T2 ≤4cm	Endocuriethérapie
N0	Abstention thérapeutique
N1,N2	Chirurgie ganglionnaire
N-	Abstention
N+	Radiothérapie inguinale
T2>4cm T3 T4	Chirurgie
N3	Chirurgie ganglionnaire
N0	Abstention Thérapeutique

VII. Résultats actuels/mesures de prévention et perspectives

1. Résultats actuels

T1T2 : TS à cinq ans : 70% s i N-

La fonction sexuelle paraît au même ordre qu'avant le traitement. Un rétrécissement urétral peut s'observer dans 20 à 40% des cas mais cède aux instrumentations de dilatation.

Séquelles possibles sous forme de : dyschromie, télangiectasie et sclérose superficielle.

Délais de récidives locales : 5 - 8 ans ; d'où nécessité d'une surveillance prolongée

T2>4cm T3T4 :

Résultats insuffisants pour les traitements conservateurs tant sur le plan carcinologique que conservateur

TS à 3 ans : 67% si N+. Par contre fréquence de séquelles fonctionnelles et psychologiques :

Rétrécissement urétral et impossibilité de rapports sexuels.

2. Mesures de prévention

L'encouragement pour la circoncision à la naissance demeure la meilleure mesure de prévention primaire.

Le traitement de toutes les lésions précancéreuses s'impose comme mesures de prévention secondaires

Orienter la recherche vers le développement de protocoles de radiothérapie et de chimiothérapie plus efficaces notamment pour les stades avancés : gros T2 T3 T4 N2 et N3.

Expérience de 25 années de traitement des cancers associés au VIH/SIDA à l'Hôpital Général de Yaoundé-Cameroun

Introduction

Les cancers associés au VIH/SIDA sont définis comme tout processus expansif malin à caractère primitif ou secondaire favorisé chez l'homme par une immunodépression viro-induite [1].

Le contexte actuel de cette pandémie dans le monde en général et au Cameroun en particulier est marqué par un accroissement continu de la fréquence de l'infection au VIH et des cancers qui lui sont associés dû essentiellement d'une part à l'inexistence d'un vaccin préventif ou curatif et d'autre part à une amélioration de l'espérance de vie grâce à l'efficacité de la trithérapie antirétrovirale [2,3]. En conséquence, le principe fondamental d'ordre scientifique et éthique qui découle du niveau actuel de nos connaissances devrait se traduire par notre détermination et engagement pour une prise en charge thérapeutique sans réserve dans un but curatif déjà validé par une longue survie possible grâce aux antirétroviraux. Pour y parvenir, nous nous sommes proposé d'évaluer rétrospectivement les protocoles et modalités de traitement appliqués jusqu'alors, dans le but de redéfinir à la lumière des progrès actuels une approche thérapeutique plus adaptée et efficace des cancers associés au VIH/SIDA.

Pour atteindre cet objectif, nous avons procédé à une étude rétrospective et analytique de 824 dossiers de patients ayant rempli tous les critères d'inclusion à savoir :

Tumeurs malignes histologiquement confirmées, sérologie VIH positive, protocoles de traitements comportant chirurgie et/ou radiothérapie et/ou chimiothérapie renforcés par des antirétroviraux.

Méthodes diagnostiques des cancers associés au VIH/SIDA :

- La première approche diagnostique des cancers associés au VIH/SIDA de loin la plus disponible et accessible a été le suivi à plus ou moins long terme de la cinétique du taux de CD4 et de la fréquence des cancers. Cette cinétique a été dans tous les cas décroissante pour le taux de CD4 et parallèlement croissante pour la fréquence des cancers ; établissant ainsi une relation plus ou moins déterministe entre l'apparition des cancers et l'état immunodéficient des patients.
- La deuxième approche, certainement la plus pertinente, aurait été d'apporter par la technique de PCR (malheureusement plus coûteuse et non exploitée dans tous les cas) la preuve de la présence du génome viral dans le génome cellulaire, notamment des lymphocytes CD4 immunocompétents.

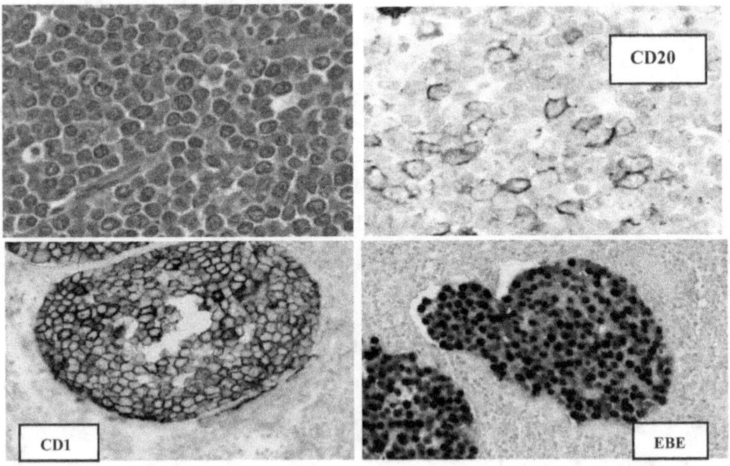

Lymphome ganglionnaire de mauvais pronostic : enfant 04 ans
Histologie : Hématéine-éosine, immunohistochimie, hybridation in situ avec la sonde EBER

Méthodes du bilan d'extension

Le bilan d'extension approximativement complet à la fois local, régional et à distance avait été réalisé dans tous les cas grâce aux examens cliniques, radiologiques et biologiques ; puis le bilan pré thérapeutique à l'aide des moyens cliniques, paracliniques et biologiques avait permis d'évaluer l'état général des patients, de rechercher les tares et les infections opportunistes. Enfin, les stades cliniques des tumeurs avaient été établis selon les cas ainsi que les facteurs pronostiques classés en bon, mauvais et intermédiaire en fonction de l'état général du patient, du taux de CD4, de virémie, du stade du cancer et du niveau d'anémie.

Méthodes et modalités thérapeutiques

Dans un premier temps, l'orientation thérapeutique à but curatif ou palliatif était décidée sur la base des facteurs pronostiques. Ensuite les modalités, le volume cible à irradier ou à opérer, la dose totale/fractionnement/étalement avaient été déterminés et modulés en conséquence comme principaux paramètres des moyens locorégionaux de traitement par radiothérapie et chirurgie. La chimiothérapie et l'hormonothérapie moyens systémiques de traitement étaient rarement utilisées seules, mais le plus souvent en association avec la radiothérapie et la chirurgie selon des protocoles adoptés dans le contexte d'une approche multidisciplinaire (Tableau I).

Tableau I : Indications thérapeutiques utilisées durant l'étude

FACTEURS PRONOSTIQUES	INDICATIONS
pronostic intermédiaire Stade T1 T2 EG altéré Effondrement de l'état immunitaire CD4 <150 HB < 7 g/dl Infections opportunistes massives Tares cliniques+++	**1er temps** Pas de radiothérapie Pas de chimiothérapie Pas de chirurgie Traitement anti- infectieux +++ Traitement antiparasitaire Transfusion sanguine Prescrire ARV +++ **2ème temps** Traitement à but curatif si amélioration des paramètres cliniques et biologiques. **3ème temps** Traitement à but palliatif si persistance mauvais facteurs pronostiques
Bon pronostic Stade T1 T2 T3 M0 $CD_4 \geq 200$ Tares = 0 Infections opportunistes = 0 Bon EG	**Traitement à but curatif** - Radiothérapie - Chirurgie - Chimiothérapie - Prescrire ARV+++
Mauvais pronostic Stade T4 quels que soient T-N+ M+ CD4<150 Infections opportunistes ±	**Traitement à but palliatif** -Prescrire ARV +++ -Traitement anti- infectieux -Traitement antiparasitaire -Autres traitements

Analyse statistique des données

La survie des malades traités a été calculée selon la méthode actuarielle et la comparaison de cette survie avec celle des malades des différents groupes pronostiques à l'aide du test de Chi^2.

Résultats

1. Description oncologique de la population d'étude

Tableau II : Caractéristiques anatomo-cliniques des cancers associés au VIH/SIDA

<table>
<tr><td colspan="2"></td><td colspan="3">Facteurs pronostiques</td></tr>
<tr><td>Tumeur primitive</td><td>Histologie</td><td>Bons facteurs pronostiques</td><td>Pronostiques intermédiaires</td><td>Mauvais facteurs pronostiques</td></tr>
<tr><td>Col utérin</td><td>Carcinome épidermoïde</td><td rowspan="6">Stade T1 T2 T3 M0

$CD_4 \geq 200$

Tares = 0

Infections opportunistes = 0

Bon EG</td><td rowspan="6">Stade T1 T2

EG altéré

Effondrement de l'état immunitaire CD4 <150

HB < 7 g/dl

Infections opportunistes massives

Tares cliniques+++</td><td rowspan="6">Stade T4 quel que soit T-N+ M+

CD4<150

Infections opportunistes ±</td></tr>
<tr><td>Peau</td><td>Carcinome baso et spinocellulaire</td></tr>
<tr><td>Lymphome</td><td>Lymphome malin non hodgkinien</td></tr>
<tr><td>ORL</td><td>Carcinome épidermoïde</td></tr>
<tr><td>Ano-rectal</td><td>Adénocarcinome</td></tr>
<tr><td rowspan="2">SNC</td><td rowspan="2">Lymphome malin non hodgkinien primitif</td></tr>
<tr><td>N= 248</td><td>N= 138</td><td>N= 438</td></tr>
<tr><td colspan="2">Total</td><td colspan="3">824</td></tr>
</table>

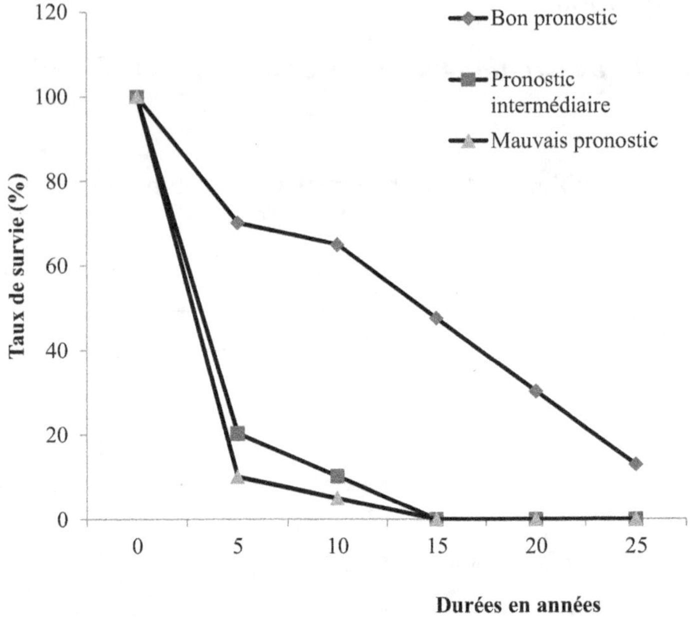

Figure 1: Variation des taux de survie des patients en fonction des groupes pronostiques

Au total, il ressort du tableau II et de la figure 1 que :

✓ 438 patients (51,15%) du groupe mauvais pronostique avec cancers aux stades très avancés T4N+M+, et très mauvais état général ont reçu un traitement palliatif avec un taux de survie à 5, 10, 15 ans, de 10, 5% et 0% respectivement.

✓ 248 patients (30,1%) du bon groupe pronostique ont d'emblée bénéficié d'une radiothérapie à but curatif avec un taux de survie, à 5, 10, 15, 20 et 25 ans, de 70% et 65%, 48, 30 et 13% dans cet ordre.

- ✓ 138 Patients (16,75%) du groupe pronostique intermédiaire n'ont été traités que dans un second temps par radiothérapie exclusive après amélioration de leur état général grâce aux ARV et autres soins médicaux. Leurs taux de survie à 5, 10 et 15 ans ont été de 20, 10 et 0% respectivement.

On constate in fine que la différence des taux de survie est très significative entre les différents groupes de malades avec bons, intermédiaires et mauvais pronostiques (p-value < 0.001).

Commentaire

Bases cytopathogéniques et moléculaires de la cancérogenèse et du diagnostic

Elles relèvent essentiellement des données épidémiologiques et de la biologie moléculaire suite à la découverte par Montagnier et Gallo en 1984 d'un rétrovirus à ARN responsable de l'immunodéficience humaine [4].

La présence du génome viral dans le génome du lymphocyte immunocompétent va se traduire sous la forme d'une insertion, d'une translocation, d'une amplification ou mutation de gène responsable d'une induction et formation de cancer [5].

Dans ce contexte, le test de PCR que nous n'avons pu réaliser pour des raisons économiques, nous prive sans aucun doute d'une preuve irréfutable du rôle du VIH dans le processus physio pathogénique de formation des cancers alors dits classants VIH de notre série.

Par ailleurs, il est démontré qu'à terme, le conflit génome viral-génome cellulaire peut aboutir à une destruction des cellules immunocompétentes; annulant de ce fait toute l'efficacité du système d'immuno-surveillance du milieu intérieur contre les cellules cancéreuses notamment. Ainsi comme tous les autres auteurs de la littérature, le rôle du VIH n'a été confirmé qu'indirectement en suivant et en constatant avec le temps une augmentation de la fréquence des cancers avec une diminution parallèle du titre des anticorps CD4 [6,7].

Bilan d'extension et approche thérapeutique

En plus des paramètres classiques strictement tumoraux du bilan d'extension, il est important de relever que les données pronostiques du bilan pré thérapeutique telles que le taux de CD4, de virémie et d'anémie ont été d'une importance capitale dans la conduite thérapeutique et ont fortement conditionné les possibilités d'une survie plus ou moins longue. Ils ont été recherchés avec acharnement, en ayant bien compris que l'initiation d'un bon traitement dont dépend le pronostic vital du patient n'est possible qu'après leur correction tout à fait possible grâce aux antirétroviraux et d'autres moyens médicaux habituels de soutien [8,9,10,11]

En effet, nos résultats tout comme ceux de nombreux auteurs de la littérature semblent nous faire admettre que tout abstraction faite des facteurs pronostiques non tumoraux ; la survie des malades atteints de cancers associés au VIH pourrait se rapprocher de celle de la population des malades cancéreux indemnes de VIH [6,7].

Le taux de survie de ces patients quel que soit le groupe pronostic d'une part, est de très loin supérieur à celui (0.9% à 5ans) des patients de plusieurs séries historiques traités sans ARV ; et d'autre part, semble mieux se rapprocher du taux de survie des patients indemnes de VIH [12,13,14].

Conclusion

Nous ne disposons toujours pas de moyens efficaces de lutte contre le cancer en général, encore moins contre ceux associés au VIH/SIDA, certes ! Cependant, une approche thérapeutique privilégiant la concertation multidisciplinaire demeure porteuse d'espoir avec l'avènement des ARV et la disponibilité des soins médicaux d'appui susceptibles même pour les cas de mauvais pronostic, de booster l'état général des malades et l'action de la radiothérapie, associée ou non à la chirurgie et/ou à la chimiothérapie. Ainsi, ne devons-nous pas baisser les bras, encore plus discriminer !

Résumé

L'objectif de cette étude était d'évaluer rétrospectivement les protocoles et modalités de traitement des cancers associés au VIH/SIDA à l'Hôpital général de Yaoundé en vue de redéfinir une approche thérapeutique plus adaptée et efficace.

Il s'agissait d'une étude rétrospective et analytique de 824 dossiers de patients avec une sérologie VIH positive, sous antirétroviraux et traités ces 25 dernières années dans le service de radiothérapie de l'Hôpital général de Yaoundé pour tumeurs malignes viro-induites histologiquement confirmées.

138 Patients (16,75%) du groupe pronostic intermédiaire n'ont été traités que dans un second temps par radiothérapie exclusive après amélioration de leur état général grâce aux ARV et autres soins médicaux. Leur taux de survie à 5 ans et 10 ans a été de 20 et 10% respectivement. 248 patients (30,1%) du bon groupe pronostique ont d'emblée bénéficié d'une radiothérapie à but curatif avec un taux de survie, à 5ans et 10ans, de 70% et 65% dans cet ordre. Enfin, 438 patients (51,15%) du groupe mauvais pronostique avec cancers aux stades très avancés T4N+M+, et très mauvais état général ont reçus un traitement palliatif avec un taux de survie à 5 ans et 10 ans, de 10% et 5% dans cet ordre.

En conclusion, nous observons que jusqu'alors, nous ne disposons toujours pas de moyens efficaces de lutte contre le cancer en général, encore moins contre ceux associés au VIH/SIDA certes ! Cependant, une approche thérapeutique privilégiant la concertation multidisciplinaire demeure porteuse d'espoir avec l'avènement des ARV et la disponibilité des soins médicaux d'appui susceptibles même pour les cas de mauvais pronostic, de booster l'état général des malades et l'action de la radiothérapie, associée ou non à la chirurgie et/ou à la chimiothérapie. Ainsi, ne devons-nous pas baisser les bras, encore plus discriminer !

Références

1. Tambouring, P., *Biologie des cancers,* Marketing/Eclipses, 1991.
2. Organisation Mondiale de la Santé (OMS). , *Traitement antirétroviral de l'infection à VIH chez l'adulte et chez l'adolescent en situation de ressources limitées: recommandations pour une approche de santé publique*, 2006.
3. ACT_UP-PARIS., *L'épidémiologie à l'infection à VIH/SIDA dans le monde* www.actuparis.org, 2005.
4. Rakowcz-Szulczynska, E. ; Mcintosh, DG. ; Perry, MJ., « Mechanisms of cancer growth promotion by HIV-I neutralizing antibodies" in The cancer journal. 1995.
5. Garrait, V. ; Molina, J. ; Infection par VIH : Epidémiologie, dépistage, prévention, principales anomalies immunologiques, marqueurs pronostiques, biologiques, classifications (stades évolutifs), La revue du praticien 2000. 50, 1003-6.
6. Tribonnière, X. ; Pugliese, P. ; Cabié, A. ; Cuzin, L. ; Billaud, E. ; Poizot,I et al. Caractéristiques démographiques, cliniques, immunovirologiques et

thérapeutiques de 8714 patients infectés par le VIH de la cohorte NADIS en 2006. 2007, 229-306.

7. Préau, M. ; Carrieri ,MP. ,Health related quality of life in french people living with HIV in 2003: Results form the national ANRS-EN12-VESPA study. Aids. 2007. 21(1), 19-27.

8. Organisation Mondiale de la Santé (OMS) ,*Traitement antirétroviral de l'infection à VIH chez l'adulte et chez l'adolescent : recommandations pour une approche de santé publique*, Genève, 2010.

9. National Cancer Institute, AIDS-Related Lymphoma Treatment Professional Version. Bethesada. National Cancer Institute. Febuary. 2010.

10. Mbopi, FX. ; Voundi, E. ; Kalla ,GC. ; Emah, I. ; Angwafo, F. ; Muna, W. ; Facteurs influençant l'initiation du traitement antirétroviral des personnes vivants avec le VIH dans les centres de traitement agrées de Bamenda et de Bertoua au Cameroun, 2014. 2,1-7.

11. Lewden, C. ; Salmon, D. ; Morlat, P. ; Bévilacqua, S., *Causes de décès des personnes infectées par le VIH en 2000 : persistance du SIDA, rôle émergent des cancers et des hépatites. Bull Epidemiol.* 2004.

12. Organisation Mondiale de la Santé (OMS), *Le point 2013 de l'OMS sur le traitement* de *l'infection à VIH dans le monde : Résultats, impact et opportunités*, 2013.

13. Organisation Mondiale de la Santé (OMS), *Traitement antirétroviral chez l'adulte et l'adolescent. Recommandations rapides*, Genève OMS, 2010.

14. Zoung-kanyi,J. ; Nje, T. ; Abena, P., Guide national de prise en charge des personnes avec le VIH/SIDA-Cameroun

Effets secondaires, complications et séquelles iatrogéniques

Introduction générale

Tous les moyens de traitement de cancer que ce soit par chirurgie, radiothérapie ou chimiothérapie peuvent être à l'origine des effets nocifs dont la gravité peut compromettre la compliance au traitement et limiter son efficacité. Ces effets devraient, non seulement être connus par les médecins spécialistes et généralistes, mais aussi et surtout bien expliqués aux malades, personnels paramédicaux et ONG pour une prise en charge médicale et psychologique optimale dans les meilleurs délais. Dès avant le début du traitement, il est judicieux de s'assurer que toutes les parties prenantes ci-dessus évoquées comprennent en plus que tous les malades ne manifestent pas la même sensibilité aux complications thérapeutiques et que chacun s'individualise par un facteur de sensibilité intrinsèque imprévisible.

Selon les données de la littérature internationale, 10% de personnes présenteraient une sensibilité inhabituelle à la radiothérapie favorisée par des affections congénitales impliquant un défaut de réparation de l'ADN.

Des programmes de recherche sont actuellement en cours d'implémentation avec l'espoir de mettre au point des tests dédiés à la détection préthérapeutique des patients à risques.

I. Particularités des effets iatrogéniques de la radiothérapie

Selon le délai d'apparition, on distingue deux grands groupes de lésions dont les manifestations cliniques et exigences thérapeutiques sont complètement différentes. Ce sont les effets précoces ou aigus et les effets tardifs.

1. Effets aigus ou précoces de la radiothérapie

Ils apparaissent dans un délai compris entre 0 et 6 mois et donc le plus souvent en cours de traitement. Ils se caractérisent par leurs sièges organiques, leurs mécanismes radiobiologiques, leurs aspects cliniques et leur degré de gravité.

➢ **Complications cutanées**

Leur fréquence varie en fonction du niveau d'énergie du rayonnement utilisé. Elle est très basse pour les énergies élevées 4-25 MeV des rayonnements X des accélérateurs linéaires des particules, malheureusement non encore accessibles dans nos milieux hospitaliers ; elle est par contre très élevée pour les basses et moyennes énergies par exemple de 1,25 MeV) des rayonnements gamma du Cobalt 60 dont l'utilisation quasi exclusive justifie l'importance des brûlures cutanées chez les malades de nos séries.

Du fait d'un frottement et macération des tissus, elles se voient plus fréquemment au niveau des plis, notamment du creux axillaire, du sillon mammaire, des plis inguinaux et inter fessiers. Ces lésions cutanées sont observées essentiellement au tour de la dose de 30Gy délivrée selon le fractionnement et l'étalement classiques de 5x2Gy par semaine.

Cliniquement, elles ont au départ un aspect de coup de soleil ou d'épithélite sèche qui évolue vers la forme exsudative, puis ulcérée en superficie pour devenir douloureuse et très gênante.

Éviter le port de vêtements en matière synthétique, interdire l'application de toute substance alcoolique ou irritante ; et recommander simplement l'emploi du savon de Marseille pour la toilette constituent les principaux conseils à donner aux patients en cours d'irradiation.

- **Complications au niveau des muqueuses**

Elles sont très souvent gênantes notamment au niveau buccal et vaginal et peuvent nécessiter une interruption de l'irradiation aboutissant à une cicatrisation relativement rapide des lésions.

- **Complications au niveau du médiastin**

La principale complication est l'œsophagite dont le symptôme pathognomonique est la dysphagie ou douleur à la déglutition.

La prise en charge est d'abord psychologique en expliquant au patient son mécanisme et le rassurer en lui confirmant qu'il s'agit d'un inconvénient banal et passager. Le retentissement nutritionnel sera apprécié par la surveillance du poids.

- **Complications pelviennes**

Elles se manifestent essentiellement par des symptômes de cystites radiques sous forme de dysurie et de pollakiurie, puis de rectite radique avec ténesme, épreintes et faux besoins simulant un syndrome hémorroïdaire aiguë très douloureux.

La survenue d'une cystite amicrobienne est habituellement bien maîtrisée par les anti-inflammatoires non stéroïdiens et éventuellement des antiseptiques urinaires.

Pour la rectite, il faut prescrire des anti-hémorroïdaires et des lavements aux corticoïdes.

- **Complications sous forme de douleurs osseuses**

Paradoxalement, l'action inflammatoire bien connue des rayonnements ionisants va plutôt dans les premiers jours, même pour la radiothérapie à but antalgique des métastases osseuses provoquer une exacerbation des douleurs. Le bénéfice antalgique ne s'amorcera que 5 à 8 jours après le début de l'irradiation. Il faut en informer le malade et le mettre concomitamment sous antalgiques et anti-inflammatoires oraux.

- **Toxicité hématologique**

Sa fréquence et gravité dépendent directement de l'importance du volume et donc de la quantité de moelle hématopoïétique effectivement irradiée.

Tableau : Pourcentage de moelle irradiée selon le volume d'irradiation chez l'adulte.

Volume médullaire	**Pourcentage**
Rachis cervical et dorsal	25%
Rachis lombaire	25%
Pelvis notamment le sacrum	25%
Système osseux, membres supérieurs et inférieurs	25%
Total	**100%**

La surveillance de la numération formule sanguine ne devrait donc pas être systématique, mais se faire en fonction de l'importance du volume irradié.

Il est habituellement admis d'interrompre la radiothérapie pour des valeurs de globules blancs < 2000 et de plaquettes < 50 000/mm3 et de procéder à une transfusion de culots globulaires si le taux d'hémoglobine est inférieur à 8mg/dl.

- **Complications de l'irradiation de l'encéphale**

L'irradiation de l'encéphale doit être faite sous couvert de corticoïdes injectables ou per os pour limiter la survenue d'un œdème cérébral pouvant être à l'origine d'un syndrome d'hypertension intracrânienne particulièrement invalidant.

L'alopécie apparaît et est irréversible à la dose totale de 40Gy, dose à laquelle des séquelles peuvent se traduire par des troubles psychologiques, de comportement ou de crises comitiales. L'irradiation est d'autant plus néfaste qu'elle concerne un très grand volume encéphalique et que la dose délivrée est encore plus importante.

2. Effets tardifs de la radiothérapie

Ils se définissent comme des lésions à caractère chronique ou séquellaire dont le délai d'apparition se situe au-delà de 6 mois.

- **Complication de l'irradiation du thorax et de la région cervicale basse**

- La fibrose pulmonaire et le médiastin post-radique.

Constante au-delà de 20Gy en fractionnement et étalement classiques, la fibrose est rarement systématique sauf quand un très grand volume pulmonaire est irradié.

Elle se manifeste parfois par une dyspnée d'effort, une toux chronique, une fièvre et asthénie. Le plus souvent, sa traduction est purement radiologique.

Les corticoïdes sont d'un grand secours notamment dans la phase clinique aiguë :

- **Les péricardites**

L'inflammation péricardique même fibrosique est très rarement symptomatique et de bon pronostic, sauf en cas de défaillance circulatoire avec atteinte myocardique.

- **La plexite radique, gros bras et ankylose de l'articulation de l'épaule**

Les techniques modernes d'irradiation ont fait disparaître la plexite radique qui impliquait le plexus brachial .Cependant, le gros bras et/ ou l'ankylose de l'épaule sont encore fréquemment retrouvés dans nos séries africaines notamment après traitement radio-chirurgical des cancers du sein incluant le creux axillaire. La rééducation de l'articulation et le drainage lymphatique sous médication antalgique et anti-inflammatoire n'aboutissent très souvent qu'à des résultats inconstamment satisfaisants.

- **Complications tardives ou séquellaires de l'irradiation cérébrale**

À la dose de 40 Gy, des séquelles peuvent se traduire par des troubles psychologiques, de comportement ou de crises comitiales. L'irradiation est d'autant plus néfaste qu'elle concerne un très grand volume encéphalique et que la dose délivrée est encore plus importante. Il est rare que ces complications tardives surviennent en dessous de 30 Gy quel que soit le volume de l'encéphale irradié selon le fractionnement et étalement classiques de 5x 2Gy / semaine.

Conclusion

La qualité de la radiothérapie dépend d'abord de la compétence des ressources humaines certes, mais aussi et surtout de la performance du plateau technique.

II. Particularités des effets iatrogéniques de la chimiothérapie

Introduction

La toxicité directe ou l'hypersensibilité du médicament tout comme sa toxicité indirecte sont les deux principales complications aiguës ou chroniques très redoutées de la chimiothérapie cytotoxique d'une part à cause de l'effet non spécifique des produits anti-tumoraux sur les cellules en division et d'autre part des conséquences infectieuses, hémorragiques et immunologiques de la myélo-dépression.

Après plus d'une décennie de recherche, la thérapie ciblée n'a toujours pas permis pour des raisons biologiques et économiques de résoudre ce grand handicap très souvent à l'origine d'une mauvaise compliance au traitement et donc de la médiocrité des résultats, susceptibles de compromettre à court, moyen et long termes le pronostic vital des patients.

1. Complications sur les muqueuses, la peau et les phanères

- **Complication sur la muqueuse orale :**

Les mucites et stomatites sont les complications plus fréquemment rencontrées entre le 5eme et le 7eme jour au cours de la chimiothérapie.

Nous le rappelons, deux mécanismes essentiels sont impliqués : la toxicité directe de la chimiothérapie qui n'est que la conséquence de l'effet non spécifique des cytotoxiques sur les cellules en division ou en mitoses et donc à renouvellement rapide. Les lésions vont se manifester sous forme de douleurs buccales de type brûlures, érythémie muqueuse puis érosions et ulcérations. Le retentissement sur l'état général peut être important avec installation d'une dysphagie majeure entraînant déshydratation et dénutrition.

La toxicité indirecte de la chimiothérapie est essentiellement médullaire .Elle expose au risque de surinfection et d'hémorragie des lésions buccales antérieurement décrites. Cette surinfection peut être d'origine bactérienne ou fongique sous forme de candidose buccale notamment.

Le traitement préventif doit être initié avant le début de la chimiothérapie par :

- Des soins bucco-dentaires appropriés par le stomatologue,
- Un brossage des dents avec une brosse souple ou un coton-tige selon le taux de plaquettes,
- Des bains de bouche au rythme de 3 à 6 fois par jour avec une solution de bicarbonate à 14/1000, amphotéricine B en suspension.

Le traitement curatif :

- À visée antalgique par une application locale de xylocaine visqueuse par exemple,
- Des bains de bouche antifongique,
- Des traitements antifongiques par voie générale si nécessaire,

- Une alimentation par voie parentérale et réhydratation.

➢ Complications cutanées

Elles peuvent se présenter sous forme de complications locales graves par extravasion lors des injections des produits de chimiothérapie. Cet incident doit être suspecté devant l'apparition de douleurs au point d'injection avec sensation de brûlure et impossibilité d'obtenir un retour veineux. Une réaction inflammatoire apparaîtra secondairement et évoluera en une semaine vers une nécrose avec dissection anatomique et mise à nu des tendons et os. À ce stade, la cicatrisation sera alors longue et demande plusieurs semaines.

Le traitement curatif se fera grâce aux soins locaux appropriés et si nécessaire après exérèse chirurgicale des tissus nécrosés avec greffe de peau.

De nombreuses autres toxidermies peuvent s'observer au cours de la chimiothérapie :

- Des troubles de la pigmentation pouvant se présenter sous la forme d'une hyperpigmentation localisée ou diffuse probablement par stimulation directe des mélanocytes par le produit ou ses métabolites
- Une photosensibilisation peut aussi s'observer après certaines drogues comme le 5FU, d'où exposition solaire à déconseiller.

➢ Complications sur les phanères

- L'alopécie totale ou partielle est très fréquente. Elle est heureusement toujours réversible nonobstant leur conséquence psychologique non négligeable sur certains patients. Une bonne information est donc indispensable avant l'initiation du traitement.

- Des troubles peuvent également s'observer au niveau des ongles sous forme d'une hyperpigmentation diffuse ou des ongles friables avec chute unguéale possible.

2. *Complications digestives*

- Les nausées et vomissements constituent les principales complications de la chimiothérapie.

Cliniquement, on distingue:

- Les nausées et vomissements aigus qui surviennent dans les 24 heures.

Les antiémétisants et une réhydratation parentérale permettent très souvent de résoudre le problème et d'améliorer le confort du malade.

- Les nausées et vomissements retardés débutent après la 24e heure. Leur durée est variable de 24 heures à une semaine. Les antagonistes des récepteurs de 5HT3, NK1 et corticoïdes sont indiqués malgré leur importance relative dans le rôle de cette toxicité retardée.

- Les nausées et vomissements anticipés surviennent dans les heures ou jours précédents la chimiothérapie ; les efforts de vomissements non productifs ayant la même signification que les vomissements. Ils sont habituellement liés à l'anxiété, au jeune âge, au sexe féminin, à la chimiothérapie comportant le CDDP et à l'accroissement du nombre de cycles surtout si ceux-ci sont mal tolérés.

Les anxiolytiques sont indiqués dans ces situations comme traitement complémentaire.

- Les diarrhées peuvent survenir comme conséquences d'une toxicité directe de la chimiothérapie sur les muqueuses intestinales à renouvellement rapide. Les diarrhées sont réversibles en 7 à 10 jours après la cure de chimiothérapie.

La réhydratation, les antispasmodiques et anti-diarrhéiques constituent les principaux composants du traitement curatif.

- La toxicité neurologique sur le système nerveux autonome peut être responsable de douleurs abdominales avec troubles du transit à type de constipation pouvant aller jusqu'à l'iléus paralytique observé particulièrement avec le cisplatine.

3. *Complications neurologiques*

Le diagnostic d'une atteinte neurologique au cours d'une chimiothérapie ne peut être affirmé qu'après élimination d'autres étiologies possibles : les métastases osseuses avec complication neurologique secondaire, les métastases cérébrales, une méningite carcinomateuse, le développement d'un syndrome paranéoplasique.

- Les neuropathies périphériques peuvent se manifester par l'apparition de paresthésies distales au niveau des mains et des pieds, la diminution ou l'abolition des réflexes ostéo-tendineux, l'installation d'une para-parésie ; plus rarement, une ophtalmoplégie, diplopie et une paralysie faciale périphérique peuvent traduire une atteinte des nerfs crâniens.

- La rétention d'urine, l'hypotension orthostatique et la dysphagie sont d'autres signes et symptômes de neuropathie végétative susceptibles d'être aggravés par l'existence d'une neuropathie sous-jacente antérieure à la mise en route de la chimiothérapie, notamment induite par le diabète, l'alcoolisme et certains médicaments neurotoxiques.

Cette toxicité est dose dépendante et peut imposer l'arrêt du traitement. La réversibilité des troubles est possible, variable mais parfois longue.

Sur le plan thérapeutique, la prescription de Rivotril ou de Tegretol améliore parfois la symptomatologie.

- Le syndrome cérébelleux qui est le plus souvent réversible peut survenir avec les fortes doses de certains produits comme le 5FU. Une ataxie, dysarthrie, dysmétrie, nystagmus ou même des troubles de vigilance sont les principaux signes souvent notés.

- L'encéphalopathie se manifestera par une confusion mentale, des hallucinations, une agitation anxieuse, une hémiparésie, des crises comitiales et un coma.

- Une atteinte cochléaire et des troubles visuels peuvent s'observer avec l'administration de cisplatine et de vincristine par exemple.

4. Complications cardiovasculaires

Elles s'observent classiquement avec les anthracyclines ou d'autres drogues cardio-toxiques comme le 5FU, d'où l'importance d'un bilan cardiaque (ECG, echo-cardiographie) au début du traitement.

- La toxicité aiguë apparaît pendant la perfusion ou dans les heures qui suivent sous la forme d'une modification électrocardiographique avec des troubles du rythme auriculaire ou ventriculaire, une dérivation axiale droite et une diminution de l'amplitude des QRS. Ces troubles sont souvent bénins et réversibles sous traitement.

- La toxicité tardive, cumulative apparaît à distance, soit quelques semaines à 5 ans après la dernière injection. Elle se manifeste sous la forme d'une cardiomyopathie non obstructive avec décompensation cardiaque globale évoluant vers le décès du patient dans 30 à 50% des cas malgré la mise en route d'un traitement digitalo-diurétique.

5. *Complications hépatiques*

L'hépato-toxicité peut se présenter sous trois formes essentielles : l'hépatite toxique, conséquence d'une atteinte cellulaire, la maladie veino-occlusive et plus rarement la fibrose chronique.

Sur le plan biologique, on notera une élévation des transaminases essentiellement associée à une stéatose et/ou cholestase. La principale difficulté diagnostique demeure celle de la discrimination différentielle des localisations secondaires, des atteintes virales et médicamenteuses associées.

La nécessité d'un bilan de surveillance attentive des fonctions hépatiques, du bilan protidique et de la coagulation s'impose.

6. *Complications rénales*

La toxicité uratique liée à l'hyperproduction d'acide urique et la toxicité rénale directe des produits utilisés peuvent être à l'origine des perturbations allant d'une simple élévation modérée de la créatinémie à une insuffisance rénale aiguë anurique nécessitant le recours à l'hémodialyse.

Les mesures préventives sont indispensables par le maintien d'une hydratation correcte avec diurèse forcée ; alcalinisation des urines et administration d'inhibiteurs de la synthèse d'acides uriques tels que Zyloric.

Un syndrome de lyse dû à une destruction cellulaire brutale et massive sous chimiothérapie peut s'observer essentiellement avec les hémopathies malignes de gros volume tumoral (lymphome de Burkitt) et résulte de la libération brutale dans la circulation sanguine d'électrolytes provenant des cellules lysées. Dans ce contexte, deux complications sont à redouter : l'hyperkaliémie pouvant être mortelle et l'installation d'une insuffisance rénale aiguë anurique par précipitation intra-rénale de cristaux de phosphate de calcium.

L'hyperhydratation avec hyper-diurèse s'impose comme traitement à visée préventive. L'hémodialyse pourra être nécessaire en cas de menace vitale.

7. Autres complications métaboliques

En plus de l'hyper-uricémie, l'hyperkaliémie et l'hyperphosphatémie ci-dessus évoquées, d'autres troubles métaboliques peuvent survenir au décours d'une chimiothérapie tels que l'hyponatrémie, l'hypomagnésémie et l'hypophosphatémie avec l'administration de vincristine, cyclophosphamide et cisplatine par exemple.

Tous ces déficits ioniques doivent être recherchés et corrigés car ils sont souvent responsables de troubles neuromusculaires sous forme de crampes.

8. Toxicité vésicale

Il s'agit d'une toxicité dose dépendante et cumulative qui souvent apparaît pour des posologies élevées de cyclophosphamide et d'ifosfamide probablement par l'intermédiaire des métabolites toxiques au niveau vésical.

Elle se manifeste cliniquement par une cystite hématurique en l'absence d'infection urinaire et de troubles de la coagulation.

La prévention repose sur l'hyperhydratation, l'hyper-diurèse et l'administration de MESNA par voie IV.

9. Complications pulmonaires

La bléomycine est le principal agent responsable. La toxicité apparaît pour des doses cumulatives de 300mg.

La symptomatologie clinique est tardive sous forme de dyspnée d'effort, toux sèche, râles crépitants avec des infiltrats peu spécifiques à la radiographie pulmonaire.

L'arrêt du traitement est impératif afin d'éviter une fibrose pulmonaire interstitielle diffuse et irréversible.

10. Toxicité médullaire

Cette toxicité est la plus fréquente liée à la chimiothérapie ; elle est aussi parmi les plus précoces et résulte de la destruction des cellules hématopoïétiques en voies de différentiation; les cellules totipotentes constituant les réserves médullaires étant épargnées.

Toutes les trois lignées peuvent être touchées. Cependant, l'ordre d'apparition des signes de toxicité va dépendre de la brièveté de la durée de vie de chaque souche de cellules. 4 à 5 jours pour les leucocytes ; 8 à 12 jours pour les plaquettes et 120 jours pour les globules rouges. Ainsi, la leuco-neutropénie va constituer la manifestation la plus constante et précoce. Le risque infectieux est à craindre dès que les polynucléaires sont inférieurs à $1000/mm^3$. La thrombopénie apparaît ensuite et s'accompagne d'un risque hémorragique lorsque le taux de plaquettes descend en dessous de $20\,000/mm^3$. L'atteinte des globules rouges avec anémie est souvent plus tardive et inconstante.

Cette myélo-toxicité est dose dépendante, non cumulative et heureusement très souvent réversible; mais sa gravité peut varier sous influence de certains facteurs :

- L'agent ou le protocole de chimiothérapie utilisé sur la précocité ou non du nadir, en rapport avec une toxicité médullaire précoce ou tardive, alors durable et cumulative avec installation de troubles sévères plus ou moins réversibles, nécessitant une recherche d'un envahissement médullaire par les cellules tumorales en l'absence de récupération.

- Le mauvais état de la moelle à l'initiation du traitement à la suite de l'épuisement des réserves médullaires par de multiples chimiothérapies et/ou radiothérapies antérieures incluant un volume osseux important.

- Les défaillances viscérales notamment rénales et hépatiques peuvent s'accompagner d'un risque d'accumulation des produits ou de leurs métabolites toxiques dans l'organisme avec majoration de leur toxicité.

- Certaines interactions médicamenteuses qui peuvent majorer la toxicité des médicaments anticancéreux

- L'obésité pouvant entraîner une surestimation de la surface corporelle avec surdosage ; la diffusion des drogues dans le tissu adipeux étant faible. La réalité du risque de cette myélo-toxicité impose des mesures préventives et interventionnelles avant et pendant l'inter-cure

- La réalisation d'un hémogramme complet et l'évaluation des fonctions hépatiques, rénales et cardiaques
- L'hospitalisation pour transfusion des culots globulaires en cas d'anémie avec un taux d'hémoglobine inférieur à 8g/dl ; des concentrés plaquettaires si hémorragie évidente ou thrombopénie importante avec un taux de plaquettes inférieur à 20 000/mm3.
- L'hospitalisation et antibiothérapie à large spectre en cas de neutropénie fébrile. Une adaptation des doses ou un report de chimiothérapie peut être nécessaire pour accélérer la récupération médullaire.
- L'administration de facteurs de croissance hématopoïétiques est très bénéfique en cas de chimiothérapie très aplasiante afin de diminuer l'intensité et la durée de la leucopénie, réduire ainsi les risques infectieux et permettre in fine le respect de la dose-intensité pour une meilleure compliance et efficacité anti-tumorale.

11. Autres manifestations hématologiques

Ce sont essentiellement : une hémolyse de mécanisme immuno-allergique ou auto-immun, une immunosuppression particulière avec certaines drogues comme le cyclophosphamide et des troubles de l'hémostase en raison de l'hépato-toxicité chimique suivie d'un arrêt de la synthèse des protéines hépatiques, notamment des facteurs de coagulation.

12. Effets iatrogéniques rares

a) Cancers iatrogéniques ou secondaires

En occident, ils représentent 0.5 à 3% des causes de décès par cancer. Leur fréquence est mal connue et devrait être très basse dans les pays en voies de développement où la survie est très courte après traitement essentiellement à but palliatif des malades vus dans près de 80% des cas à des stades tardifs. En effet, comme en occident, une augmentation de ces complications retardées de la chimiothérapie devrait certainement s'observer progressivement dans nos milieux hospitaliers avec une amélioration des taux de curabilité et de survie des patients aux stades précoces, de bon pronostic et ayant bénéficié d'une efficacité thérapeutique.

Certains facteurs génétiques semblent prédisposer au développement des tumeurs secondaires (mutation de P53 ; immunodéficience congénitale ou acquise).

Sur le plan clinique, le délai d'apparition est plus court pour les tumeurs liquides telles que la leucémie secondaire et varie entre 2 et 10ans. Ce délai est plus long pour les tumeurs solides secondaires qui sont beaucoup plus rares après chimiothérapie seule et liées essentiellement au traitement par radiothérapie.

b) Toxicité gonadique

Il s'agit d'une séquelle majeure irréversible qui affecte malheureusement le patient jeune (30-40 ans) qui devrait l'accepter : disent certains auteurs, comme une véritable rançon de la guérison obtenue ; l'oligospermie et azoospermie aboutissant à la stérilité.

Une cryoconservation du sperme devrait être effectuée avant la chimiothérapie ou mieux avant le bilan d'extension par imagerie aux rayonnements ionisants susceptibles d'altérer la spermatogenèse.

L'ovaire est plus résistant face à la chimiothérapie : cliniquement, la toxicité ovarienne se présente progressivement sous forme d'une irrégularité menstruelle réversible ; d'une aménorrhée réversible dans 50 à 80% des cas après 6 à 12 mois et enfin, d'une aménorrhée définitive avec irritabilité, bouffée de chaleur et sécheresse vaginale.

La seule mesure préventive repose sur le choix des médicaments et protocoles de traitement.

La toxicité gonadique de la radiothérapie est une complication pratiquement en voie de disparition avec l'amélioration des techniques et modalités d'irradiation notamment conformationelle guidée par l'image et avec modulation d'intensité.

Pour information, le testicule exocrine est très sensible aux radiations ionisantes alors que la fonction leydigienne est peu touchée. Une dose de 0.08Gy provoque une azoospermie et la stérilité sera plus ou moins réversible selon la dose reçue. Le seuil de dose fatidique d'irréversibilité de la stérilité étant de 5Gy.

c) Perturbations sexuelles

Plusieurs causes à l'origine des perturbations sexuelles méritent d'être connues pour une meilleure prévention.

- Causes physiologiques liées au traitement

L'impuissance sexuelle est habituelle par exemple après une cysto-prostatectomie pour tumeur de la vessie ; après prostatectomie totale, irradiation prostatique ou hormonothérapie pour cancer de la prostate.

Une éjaculation rétrograde ou une anéjaculation peuvent s'observer après un curage lombaire L2L3L4.

L'information pré-thérapeutique et une prise en charge psychologique du patient après traitement s'imposent.

- Causes dues aux complications spécifiques du traitement : une sécheresse et/ou une sclérose vaginale ainsi qu'une cystite et rectite sont très souvent plus ou moins tardivement observées après radiothérapie.

La reprise précoce autant que peuvent se faire des rapports sexuels avec lubrifiants, ainsi qu'une réhydratation orale suffisante avec antibiothérapie de couverture constituent les principales mesures très souvent utilement appliquées.

Pour les rectites sténosantes, hémorragiques, douloureuses et rebelles aux soins médicaux habituels, une colostomie gauche suivie plus tard d'un rétablissement de la continuité de la charnière recto-sigmoïde peut être nécessaire pour accélérer la cicatrisation et la régénération de la muqueuse rectale.

- Causes liées à l'altération de l'état général induit par la maladie et/ou le traitement

- Le retentissement psychoaffectif de la maladie peut provenir de :

  - L'incertitude de l'avenir à l'annonce du diagnostic
  - L'altération de l'image corporelle par exemple après une mastectomie, une hystérectomie, une colostomie ou certains effets secondaires de la chimiothérapie (alopécie, nausée, vomissements)
  - L'anxiété en fin de traitement liée à la crainte d'une récidive.

Table des matières

Santé et Médecine

aux éditions L'Harmattan

Dernières parutions

ALLO DOCTEUR, ICI LA MAMAN DE JULIEN
L'expérience d'un médecin des nourrissons et des enfants
Gardea Alexandre
Ce livre est né d'un désir et d'une question : le désir était d'être utile, la question était : comment faire ? Le pédiatre est confronté au défi d'un assemblage parfois complexe entre les désirs des parents et l'expression de l'enfant. La période ici choisie va de 0 à 3 ans, l'entrée en maternelle, qui marque la fin de l'exclusivité parentale. C'est donc l'expérience de ce métier, construite par la confrontation à des questions, des soucis, des peurs, qui a construit la trame de cet ouvrage.
(15.00 euros, 136 p.)
ISBN : 978-2-343-12516-9, ISBN EBOOK : 978-2-14-004189-1

MÉDECINE DU CORPS, MÉDECINE DE L'ÂME
Boudon-Millot Véronique, Bourgeois Bernard, de Ladoucette Olivier, Reber Bernard, Sarfati Georges-Elia
De Galien de Pergame, héritier d'Hippocrate, à Victor Frankl, père de la « logothérapie », en passant par Freud ou Ostad Elahi, une question court à travers les âges : celle d'une santé, et donc d'une médecine et d'une thérapie, qui prendraient en vue l'homme tout entier, « corps et âme ». Ainsi, quels sont les facteurs psychologiques et spirituels du bien être et de la longévité ? Qu'est-ce qu'une « maladie de l'âme » ? Telles sont quelques-unes des questions sur lesquelles se penchent ensemble les intervenants de cette journée.
(Coll. Journées de la solidarité humaine, 18.00 euros, 168 p.)
ISBN : 978-2-343-12693-7, ISBN EBOOK : 978-2-14-004335-2

ESTHÉTIQUE & PSYCHIATRIE
Godefroy Michel
Cet ouvrage établit l'hypothèse selon laquelle l'esthétique et son conflit primaire, considérés comme un choc fondateur de l'appareil psychique, pouvaient jouer un rôle dans la psychopathologie des troubles mentaux. Après une première partie établissant les bases de l'hypothèse, celle-ci voit son illustration dans la seconde partie qui étudie les principaux syndromes de la clinique psychiatrique. Une nouvelle approche de l'esthétique et de la psychiatrie est alors ouverte.
(Coll. Eidos série Retina, 21.50 euros, 208 p.)
ISBN : 978-2-343-12739-2, ISBN EBOOK : 978-2-14-004308-6

LA PSYCHANALYSE ET LES RÉANIMÉS
Les vêtir de paroles
Gazengel Joseph
La réanimation naissante a rencontré l'auteur, médecin, dès le début de sa pratique de l'hôpital, puis ils ne se sont guère quittés. Même la retraite ne les a pas tenus longtemps séparés, puisqu'elle l'a bientôt rattrapé dans l'expérience personnelle de la maladie. Cet ouvrage offre une lecture ciselée au scalpel du monde de la maladie et de l'hôpital, tant du point de vue du malade que de celui du médecin.
(Coll. Clinique psychanalytique et Institution, 16.00 euros, 146 p.)
ISBN : 978-2-343-12496-4, ISBN EBOOK : 978-2-14-004161-7

PSYCHIATRIE ET INTERDISCIPLINARITÉ
Marchais Pierre
Avec la participation d'Alain Cardon
À l'ère du numérique, la connaissance en psychiatrie tend à devenir plus globale et plus précise. Elle consiste à établir des liens entre des disciplines différentes, malgré les frontières qui les séparent. Cet ouvrage nous prouve que l'interdisciplinarité éclaire progressivement la psychiatrie par de nouvelles connaissances plus cohérentes et congruentes avec le réel, incitant à adopter des traitements mieux ciblés et plus adaptés.
(23.50 euros, 230 p.)
ISBN : 978-2-343-12235-9, ISBN EBOOK : 978-2-14-004155-6

GUÉRIR PAR LE RÊVE
L'onirothérapie depuis l'Antiquité jusqu'à nos jours
Crocq Louis
De tous temps, les humains ont demandé au rêve la guérison de leurs maux. Dans l'Antiquité gréco-romaine, cette pratique de l'« onirothérapie » était courante. Plus tard, Freud découvrit la fonction essentielle des rêves, qui était alors de satisfaire dans l'imaginaire un désir resté inassouvi dans la vie réelle. Cet ouvrage revient sur l'histoire de cette pratique, analysant notamment le somnambulisme artificiel, l'hypnose ou encore le rêve éveillé, et ce afin de traiter les troubles psychiques et psychosomatiques.
(23.50 euros, 220 p.)
ISBN : 978-2-343-12337-0, ISBN EBOOK : 978-2-14-004197-6

LA VIE AU CŒUR DE LA PERTE
Bejar Marie
On pourrait croire qu'il s'agit d'une histoire de pertes : perdre la santé, la vie, l'homme qu'on aime... Mais on y découvre surtout une histoire de vie, d'amour, de ressources et de transformation. La première partie du témoignage traite de cette maladie qui mène à la mort. La deuxième partie évoque les deux premières années de deuil. L'auteure puise dans ses notes, ses rêves et ses créations picturales.
(Coll. Au-delà du Témoignage, 14.00 euros, 88 p.)
ISBN : 978-2-343-12281-6, ISBN EBOOK : 978-2-14-004175-4

DE L'OMBRE À LA LUMIÈRE
Mon parcours de personne drépanocytaire
Bokapa Ewe Minel Princilia - Préface du Dr Gilius Primaël Aloumba
La drépanocytose est une maladie du sang, causée par la mutation du gène de l'hémoglobine. C'est une maladie génétique dont les principales manifestations sont les crises vaso-occlusives. Cet ouvrage relate le combat de vie de l'auteure contre la maladie. La drépanocytose est dépeinte sous tous ses aspects, abordant aussi bien les luttes physiques que psychologiques.
(Coll. Harmattan Congo-Brazzaville, 18.00 euros, 170 p.)
ISBN : 978-2-343-12034-8, ISBN EBOOK : 978-2-14-004141-9

SCIENCES ET ACTION PUBLIQUE : UN MARIAGE FÉCOND
L'exemple de l'alcool au volant
Pérez-Diaz Claudine
Faut-il fonder des politiques publiques sur les sciences ? Cet ouvrage répond à cette question sur le phénomène de l'alcool au volant, en rassemblant les apports de travaux scientifiques et d'archives institutionnelles. La genèse de diverses lois montre que le droit intègre tardivement des savoirs qui pourtant le légitiment. L'auteur revient sur l'analyse de la mise en œuvre de ces lois, qui atteste d'une lente imprégnation de l'action publique par des acquis scientifiques.
(Coll. Sciences et Société, 25.00 euros, 248 p.)
ISBN : 978-2-343-12366-0, ISBN EBOOK : 978-2-14-004157-0

MÉMOIRES D'UNE SAGE-FEMME
Hymne à la vie, hymne à l'amour
Arqué-Mathon Françoise
Ces mémoires racontent près de quarante ans d'exercice passionné du métier de sage-femme. À travers ce récit personnel se dessine une évolution : le dogme du « tu accoucheras dans la douleur », battu en brèche par la méthode du docteur Lamaze et, surtout, la reconnaissance de la sensorialité du bébé scientifiquement prouvée. Malgré les résistances de certains, l'auteur a pris part à cette évolution qui correspondait à ses intuitions de débutante, renforcées par son expérience.
(20.00 euros, 236 p.)
ISBN : 978-2-343-12530-5, ISBN EBOOK : 978-2-14-004160-0

MÉDICALISER L'AFRIQUE
Enjeux, processus et stratégies d'introduction de la médecine occidentale au Gabon (XIXe-XXe siècle)
Mabika Ognandzi Hines
Jusqu'à la fin des années 1880, la pratique de la médecine occidentale au Gabon a surtout lieu sur mer. Dès les années 1890, on assiste à un glissement de la médecine de la mer vers la terre ferme. Ainsi, pourquoi et comment passe-t-on d'un navire-hôpital sur mer à la case de santé à terre, de la case de santé aux ambulances-hôpitaux, puis aux centres hospitaliers universitaires ? Cet ouvrage reconstitue ce processus de médicalisation.
(Coll. Racisme et eugénisme, 31.00 euros, 304 p.)
ISBN : 978-2-343-11857-4, ISBN EBOOK : 978-2-14-004109-9

PRÉVENTION DE L'OSTÉOPOROSE
Un problème majeur de santé publique
Blain Alain
Les travaux récents mettent en évidence l'importance d'un capital osseux optimal comme prévention efficace de l'ostéoporose. L'accent est mis sur la nécessité de l'équilibre alimentaire et nutritionnel et la pratique régulière des activités physiques et sportives, modérées et programmées. Cet ouvrage apporte des données complémentaires aux connaissances habituelles, grâce aux recherches et travaux expérimentaux dans le domaine du sport.
(18.50 euros, 160 p.)
ISBN : 978-2-343-09906-4, ISBN EBOOK : 978-2-14-004055-9

EUGÈNE MINKOWSKI – Philosophe de la psychiatrie
Grulier Jean-Claude
L'œuvre d'Eugène Minkowski (1885-1972) est méconnue. Après des études de mathématiques puis de philosophie, il se consacre à la médecine et se spécialise en psychiatrie. Il écrit de nombreux ouvrages qui feront date dans le domaine médical (*Traité de psychopathologie*) ou philosophique (*Le temps vécu*). Mais ces deux disciplines sont-elles dissociables ?
(Coll. Psycho-Logiques, 28.00 euros, 272 p.)
ISBN : 978-2-343-10773-8, ISBN EBOOK : 978-2-14-004072-6

SOS MÉDECINS – Un pionnier raconte
Barrié Jean-Bernard
La naissance de SOS Médecins découla d'un constat étonnant et révoltant : « En France, on traite mieux les tuyaux de plomb que les coronaires ». C'est alors qu'une vingtaine de médecins dans les années 70 ont remplacé, la nuit, les médecins traitants pour assurer leurs urgences. L'auteur nous conte ici ses gardes de nuit à SOS médecins Paris, à travers plusieurs scènes de vie qui rendent compte de l'intensité des missions effectuées.
(28.00 euros, 340 p.)
ISBN : 978-2-343-10325-9, ISBN EBOOK : 978-2-14-003918-8

VAINCRE L'OBÉSITÉ
Marre Philippe - Préface d'Anne-Sophie Joly
L'obésité a toujours existé. Dans nos sociétés d'abondance, l'alimentation de base est à la portée de tous et la prévalence de l'obésité augmente. À la souffrance psychique s'ajoutent alors progressivement les complications de surpoids qui menacent la qualité de vie et diminuent l'espérance de vie. Cet ouvrage revient sur les modèles de prise en charge qui permettent d'évaluer la sévérité de l'obésité et ses complications éventuelles, et de proposer une éducation thérapeutique avec accompagnement nutritionnel et psychologique.
(Coll. Cultures et Médecines, 18.00 euros, 168 p.)
ISBN : 978-2-343-11975-5, ISBN EBOOK : 978-2-14-003773-3

L'HARMATTAN ITALIA
Via Degli Artisti 15; 10124 Torino
harmattan.italia@gmail.com

L'HARMATTAN HONGRIE
Könyvesbolt ; Kossuth L. u. 14-16
1053 Budapest

L'HARMATTAN KINSHASA
185, avenue Nyangwe
Commune de Lingwala
Kinshasa, R.D. Congo
(00243) 998697603 ou (00243) 999229662

L'HARMATTAN CONGO
67, av. E. P. Lumumba
Bât. – Congo Pharmacie (Bib. Nat.)
BP2874 Brazzaville
harmattan.congo@yahoo.fr

L'HARMATTAN GUINÉE
Almamya Rue KA 028, en face
du restaurant Le Cèdre
OKB agency BP 3470 Conakry
(00224) 657 20 85 08 / 664 28 91 96
harmattanguinee@yahoo.fr

L'HARMATTAN MALI
Rue 73, Porte 536, Niamakoro,
Cité Unicef, Bamako
Tél. 00 (223) 20205724 / +(223) 76378082
poudiougopaul@yahoo.fr
pp.harmattan@gmail.com

L'HARMATTAN CAMEROUN
TSINGA/FECAFOOT
BP 11486 Yaoundé
699198028/675441949
harmattancam@yahoo.com

L'HARMATTAN CÔTE D'IVOIRE
Résidence Karl / cité des arts
Abidjan-Cocody 03 BP 1588 Abidjan 03
(00225) 05 77 87 31
etien_nda@yahoo.fr

L'HARMATTAN BURKINA
Penou Achille Some
Ouagadougou
(+226) 70 26 88 27

L'HARMATTAN SÉNÉGAL
10 VDN en face Mermoz, après le pont de Fann
BP 45034 Dakar Fann
33 825 98 58 / 33 860 9858
senharmattan@gmail.com / senlibraire@gmail.com
www.harmattansenegal.com

www.ingramcontent.com/pod-product-compliance
Lightning Source LLC
LaVergne TN
LVHW021226061026
849535LV00008B/2943
* 9 7 8 2 3 4 3 1 3 8 1 6 9 *